医药卫生管理专业导论系列教材

健康服务与管理专业导论

姚峥嵘　主编

U0242432

东南大学出版社
SOUTHEAST UNIVERSITY PRESS

图书在版编目(CIP)数据

健康服务与管理专业导论 / 姚峥嵘主编. — 南京：
东南大学出版社，2021.12
（医药卫生管理专业导论系列教材）
ISBN 978 - 7 - 5641 - 9836 - 7

Ⅰ. ①健… Ⅱ. ①姚… Ⅲ. ①卫生服务-高等学校-
教材②卫生管理-高等学校-教材 Ⅳ. ①R19

中国版本图书馆 CIP 数据核字(2021)第 246011 号

责任编辑:陈潇潇　责任校对:张万莹　封面设计:王　玥　责任印制:周荣虎

健康服务与管理专业导论

主　　编　姚峥嵘
出版发行　东南大学出版社
社　　址　南京四牌楼 2 号　邮编:210096　电话:025 - 83793330
网　　址　http://www.seupress.com
电子邮件　press@seupress.com
经　　销　全国各地新华书店
印　　刷　兴化印刷有限责任公司
开　　本　700 mm×1000 mm　1/16
印　　张　9.75
字　　数　160 千字
版　　次　2021 年 12 月第 1 版
印　　次　2021 年 12 月第 1 次印刷
书　　号　ISBN 978 - 7 - 5641 - 9836 - 7
定　　价　30.00 元

* 本社图书若有印装质量问题,请直接与营销部调换。电话(传真):025 - 83791830。

医药卫生管理专业导论系列教材
编写指导委员会

《健康服务与管理专业导论》
编写委员会

主　编　姚峥嵘

副主编　陈　娜　罗凤琦　彭　翔

编　委　（以下按姓氏笔画排序）
　　　　　许　浩　孙诗妮　张　彧　董婉月

序

我国的高等学校分为研究型大学、教学型大学和应用型大学。目前，综合性的院校立足于建设研究型大学，普通高等院校偏向于建设教学型大学，职业技术高校的侧重点在建设应用型大学。传统的本科教育一直注重理论教学，这种教育模式使得学生缺乏实践能力。中医药教育同时兼备了研究、教学与应用的功能，南京中医药大学为了建设一流的中医药大学，将理论性和实践性结合，推出了专业导论系列教材。

本套医药卫生管理专业导论系列教材是我校卫生经济管理学院组织教学科研一线教师精心编写的本科专业课程指导教材。本套教材首次作为各个专业的指导教材，凝结了教师多年的教学经验，从专业角度出发对课程进行全面而系统的概括。

教材着眼于新生专业课程的入门教育，希望专业导论的开展能够使学生对专业学习有一个宏观的把握，更好地了解专业课程设置的背景和目的，了解本专业中的教学要求以及存在的问题，树立正确的专业认知。教材同时对学科的发展脉络进行了梳理，能够对学生今后的学习和就业提供一定的指导和借鉴。

本套教材有如下基本特点：

1. 专业区分明确。本系列教材主要包括公共事业管理专业导论、药事管理专业导论、国际经济与贸易专业导论、大数据管理与应用导论、信息管理与信息系统专业导论、市场营销专业导论、健康服务与管理专业导论等。每本教材严格按照国家教育部专业目录基本要求和学校的专业培养目标编写，更加突出培养人才的专业性趋势，使学生更加具有社会竞争的优势。

2. 注重基础把握。在高等中医药院校中，医学卫生管理类专业属于交叉学科，也属于边缘学科，以往的教材侧重于对专业整体导向的把握，对中医药却少有涉及。本套系列教材结合中医药特色，充分研究论证专业人才的素质要求、学科体系构成，旨在培养适应社会主义新时代和中医药发展需要，同时具备中医药基本理论、基本知识、基本技能的专业人才。

3. 重视能力培养。本系列教材是为了提高学生专业能力而设置的专业导论，在课堂讲授的同时，也设置一定量的练习题，使学生能够更好地挖掘学习资源，提高学生自主学习和探索的能力。同时在一些课程中增加了实际案例，使之更具有趣味性和实用性，以进一步培养学生的专业素养。

4. 适用教学改革。按照高等学校教学改革的要求，专业导论本着精编的原则，切实减轻学生负担。全套教材在精炼文字的同时，更加注重提高内容质量，根据学科特点编写，更加切合学生学习的需要。

当前国内尚未出版针对专业教学的指导教材用书，本套系列教材也算是摸着石头过河的探索，我赞赏我校卫生经济管理学院老师认真负责的态度和锐意创新的精神，欣然应允为本套创新教材作序。

黄桂成

2014 年 9 月（初稿）

2021 年 6 月（二稿）

前　言

　　健康服务与管理是以科学健康观、生物-心理-社会医学模式以及中医"治未病"理念为指导，通过现代医学、管理学、信息学的理论、技术、方法和手段，对个人和人群进行健康监测、健康评估、健康教育、健康干预和健康促进的全程服务与管理。随着健康中国建设的全面推进，社会经济的发展和生活水平的提升，居民对健康的诉求稳步提升，健康服务与管理专业应运而生。这一专业的设立是国民整体健康素质提升、大健康产业发展、健康服务与管理行业及机构发展以及健康服务与管理专业学科自身特点的客观需要。为积极推动健康服务与管理学科建设，培养优秀的健康服务与管理人才，我们专门编写了《健康服务与管理专业导论》教材，旨在解决学生的专业困惑，建立全面的专业认知，树立稳固的专业自信。

　　本教材内容涵盖七个章节：第一章介绍健康服务与管理专业的历史沿革与发展，包括：学科特点、国内外的发展概况、医药院校健康服务与管理专业的发展。第二章介绍健康服务与管理专业培养目标及要求，包括：国内有代表性高校以及医药类院校的培养目标、人才素质结构。第三章介绍健康服务与管理专业的学科基础，包括：学科定位、学科基础、研究内容和研究方法。第四章介绍健康服务与管理专业的课程体系，包括：课程设计思路原则、基础与核心课程，实验与实践教学。第五章介绍健康服务与管理专业的教学安排和学习方法。第六章介绍健康服务与管理专业的毕业要求、就业前景，专业相关资证考试，以及进一步深造的方向。第七章介绍健康服务与管理专业的学习辅导，详细介绍了本专业的专业名人、专业著作、专业刊物以及专业相关网站。

通过本教材的学习，有助于厘清健康服务与管理专业发展的脉络，熟悉健康服务与管理专业的特点及人才素质要求，拓展学科知识的广度和深度，为专业学习打下坚实的基础。

本教材由长期从事健康服务与管理专业课程教学及科研工作的人员共同完成。具体分工如下：姚峥嵘、陈娜共同构建本教材的框架，第一章，姚峥嵘、张彧；第二章，陈娜；第三章，彭翔；第四章，罗凤琦；第五章，董琬月；第六章，许浩；第七章，姚峥嵘、孙诗妮。

在本教材编写过程中，参考了许多国内外专家学者的相关文献，编者所在单位的领导及同仁亦给予了大力支持，在此特向他们表示诚挚的感谢。

本教材的所有编者均是带着最大的诚意并付出了最大的努力来编写该教材的，我们希望本教材能成为健康服务与管理专业的本科生进入健康服务与管理领域的一把钥匙，能激发您深入探索健康服务与管理的兴趣和热情。但由于编者水平有限、时间限制等原因，教材尚存不足之处，恳请读者批评指正，以便再版时修订提高。

编者

2021 年 8 月 30 日

目　录

第四章 健康服务与管理专业课程体系

第五章 健康服务与管理专业教学安排及学习方法

>>>>>> 第一章

健康服务与管理专业的历史沿革与发展

内容提要

　　健康服务与管理专业是聚焦健康危险因素早期识别和诊断,培养能促进人群健康水平提升和服务健康大产业发展的高素质应用复合型人才的一门新型综合性学科。随着老龄化程度的加深、人类疾病谱的改变,以及人们健康服务需求的日益多样化,健康服务产业发展迅速,逐渐成为我国新的经济增长点,健康服务与管理专业具有广阔的发展前景,迫切需要一批具有坚实的健康服务与管理理论基础,熟练掌握健康检测、分析、评估、干预等健康管理实际技能并具有良好沟通能力的专门人才。

第一节　健康管理学学科特点及专业概况

一、健康管理学科

（一）健康与健康服务与管理

1948 年世界卫生组织（World Health Organization，WHO）首次提出三维的健康概念："健康不仅仅是没有疾病和虚弱，而是一种身体、心理和社会完好（well-being）状态。"1989 年，WHO 进一步完善了健康概念：健康应是"生理、心理、社会适应和道德方面的完好状态"。健康服务与管理的宗旨便是调动个体和群体及整个社会的积极性，有效地利用有限的资源来达到最大的健康效果。

健康服务与管理是指应用现代医学科技和信息技术从社会、心理及身体角度，系统地关注和维护个人及家庭健康保健服务，协助人们有效把握与维护自身健康的个性化健康事务管理。通过实施健康教育、健康宣传、预防保健等健康干预措施，以达到促进健康的目的。对健康服务与管理的理解往往离不开对其内容的深刻把握。

第一，从宏观角度来看，2013 年国务院在《关于促进健康服务业发展的若干意见》（国发〔2013〕40 号）中对健康服务的表述和内容做了进一步的明确：健康服务业以维护和促进人民群众身心健康为目标，主要包括医疗服务、健康管理与促进、健康保险以及相关服务，涉及药品、医疗器械、保健用品、保健食品、健身产品等支撑产业。并把"中医医疗保健、健康养老以及健康体检、咨询管理、体质测定、体育健身、医疗保健旅游等多样化健康服务"纳入健康服务与管理服务的范畴。

第二，从微观角度来看，健康服务与管理主要面向健康人群、亚健康人群（亚临床人群）以及慢性非传染性疾病早期或康复期人群，以"个性化健康监测评估、咨询服务、调理康复和保健促进"为内容，开展以人的健康为中心,连续性、长期性、周而复始性的健康档案管理、健康体检管理、健康风险分析与评估管理、生活方式管理、亚临床管理、健康需求管理、健康知识管理、动态跟踪管理等干预。

(二)健康服务与管理专业

随着人们生活水平的提高国家医疗卫生体制改革的不断深化,我国卫生发展模式逐步向全面健康管理转变,并推动着健康服务产业的高速发展。健康服务业的快速发展,亟须一批既掌握健康服务技能,又懂管理的高素质、应用型人才。

健康服务与管理专业是教育部为满足健康产业和养老产业人才发展需要,于2015年增设的一个新专业,根据教育部最近颁布的《普通高等学校本科专业目录(2020年)》,健康服务与管理专业的学科、专业代码及可授予的学位情况如下:

12 学科门类:管理学

1204 公共管理

120410T 健康服务与管理(注:授予管理学学士学位)

专业培养目标:本专业培养德、智、美全面发展,适应21世纪世界健康服务发展趋势以及我国区域经济社会发展对人才的需求,能较系统地掌握医药卫生专业知识、现代管理理论、技术和方法的基础知识与实际技能,具备现代健康管理理念及创新思维,熟练掌握现代健康服务与管理学的基本理论与方法,应当能够在医疗卫生机构、健康保险公司、健康管理咨询公司、社区卫生服务中心、卫生行政等相关企事业单位从事健康教育、健康咨询、健康指导、健康产品营销等工作的高素质、强能力应用型专门人才。

健康服务与管理专业的主干课程包括临床医学概论、流行病学、卫生统计学、管理学、健康管理学、公共事业管理概论、卫生政策学、卫生事业管理学、公共经济学、卫生法规、社区健康管理、慢性病管理、非政府组织管理、健康管理服务与营销、健康教育、健康信息管理等。各院校的课程设置会略有差异,根据院校自身性质也会各具特色。

业务培养要求:英语要求通过大学英语四级考试(CET-4);计算机通过江苏省一级考试;按规定修满学分;通过学位论文答辩;具备以下知识与能力:

1. **知识结构要求**

（1）掌握经济学、管理学、临床医学、预防医学、市场营销等知识；

（2）掌握健康信息管理、健康咨询与指导、服务管理、健康监测预评估等方面的专业基本理论知识；

（3）掌握卫生事业管理、卫生法规、客户关系管理的专业相关理论知识；

（4）掌握现代信息技术的应用能力，培养综合运用大数据相关理论、方法和技能，应用于健康服务与管理实践；

（5）了解国内外养生保健与健康促进理论前沿、发展趋势及实践的现状。

2. **能力结构要求**

（1）获取知识的能力：具有较好的英语运用能力和借助工具书阅读专业英语书刊的能力；具有文献检索、资料查询的基本方法，能利用现代信息技术获取相关信息进行科学研究和适应实际工作的基本技能。

（2）应用知识的能力：具有综合运用所掌握的理论知识和技能，能够运用信息技术，有效进行健康检测、健康评估、健康干预、健康教育、健康风险管理等工作；了解健康服务与管理的发展动态和理论前沿；熟悉我国关于健康服务与管理领域的发展方针、政策和法规，具备良好的语言沟通与谈判能力。

（3）思辨能力：具有思辨能力，掌握正确的思维方法，正确运用健康服务管理的理论、概念、工作流程和标准进行系统思考，能够运用所学知识分析和解决在工作中遇到的实际问题。

3. **素质结构要求**

（1）人文素质：具有科学的世界观、人生观、价值观及社会主义荣辱观；具有保护并促进个体及群体健康的责任意识，将预防疾病、驱除病痛、维护民众的健康利益作为自己的职业责任；热爱健康服务与管理工作，有较强的事业心和奉献精神。

（2）专业素质：具有扎实的健康管理的基础理论、基本知识和基本技能和相关的人文社会科学知识，具有预防疾病、促进健康与临床管理的能力，以及一定的科学创新精神。

（3）身心素质：具有健康的体魄、良好的生活习惯与健康的生活理念；具备坚强的意志、稳定的情绪、良好的性格，善于控制和调节不良的情绪活动，能够适度调整不佳的心理状态。

健康服务与管理专业正是根据社会对医疗服务的需求以及不断增加的医疗费用而设置的。随着人口老龄化程度的不断加深，慢性病患病率的日益增加，许多健康服务工作将由健康管理机构来完成，健康服务与管理专业人才缺乏的社会问题日益凸显，因此给了健康服务与管理专业教育极大的发展空间。迫切需要各类高校在健康管理学科建设中基于国情，以社会需求为导向，根据自身学科背景、特色及优势形成明确的健康服务与管理专业型人才的培养定位，构建多元化、多层次的人才培养模式。

二、健康服务与管理专业和相关学科领域的关系

健康服务与管理专业是跨越基础医学、管理学、营养学、心理学、行为科学及慢病管理学等领域，对个人或群体的健康危险因素进行服务与管理的复合型学科，具有较强的学科交叉性。因此，在学习健康管理学之前有必要简单了解一下该学科与相关学科的异同。

（一）健康管理学与临床医学

临床医学专业是一门实践性很强的应用科学专业，它注重培养适应医药卫生事业发展需要，具有良好职业素养、初步临床工作能力、终身学习能力和进一步深造基础，能够在各级卫生保健机构在上级医师的指导与监督下，从事安全有效的医疗实践的高级应用型人才。临床医学作为现代医学创新体系是健康管理的基础，健康管理是临床医学的学科延伸。临床医学提供了重要的人才和技术支撑，为风险评估、有效干预、连续跟踪打下专业基础。没有临床医学，健康管理就失去了学科发展的根基。

但是两者又存在明显的区别：一是研究目的不同。健康管理以人的健康为中心，以健康风险因素检测预防或"零级预防"为重点，把预防工作再前移，以维护、促进个体或群体身心健康为目的。临床医学以病人为中心，以研究疾病的病因、诊断、治疗、预后为重点。以提高治疗水平，缓解病人痛苦，促进疾病稳定、治愈为目的。二是服务对象不同。健康管理的服务对象为健康人群、亚健康人群、慢性病风险人群和慢性病早期康复人群。临床医

学的服务对象为患有各种疾病的特定人群。三是服务模式不同。健康管理的服务模式为全面检测、风险评估、有效干预和连续追踪。临床医学的服务模式则是通过病史采集、体格检查、辅助检查确定诊断后，采用药物、手术、介入、放射和物理疗法等手段实施治疗。

（二）健康管理学与卫生事业管理

卫生事业管理学主要旨在培养系统掌握公共事业管理专业基础理论、基本知识以及现代公共管理各项技能，具备规划、协调、组织和决策职业素养、运用公共事业管理基本理论和方法解决问题的能力，能在医疗卫生机构、卫生行政部门等公共事业单位、公共服务性企业等领域从事管理工作的高素质应用型人才。其主干学科为管理学、医学。核心课程包括基础医学概论、临床医学基础、临床疾病概要、卫生经济学、卫生统计学、健康管理学、公共政策学、医院信息系统、管理学基础、预防医学、会计学、医学统计学等。健康管理学专业的学生主要学习全科医学、护理学、中医药学、营养学、心理学、公共卫生学、信息管理、健康管理等知识，接受健康信息采集与管理、健康风险检测与评估等技能方面的训练，掌握现代健康管理理念对个人或群体健康进行全面管理，在健康管理领域发挥作用。两者均属于公共管理类范畴，但就业方向、人才培养模式却存在明显的区别。卫生事业管理专业的就业方向主要是卫生行政管理部门、医疗卫生事业单位、高校、科研机构和其他公共事业单位。健康管理学专业的就业方向是医疗卫生、公共卫生、健康管理、健康产业、卫生行政等相关企事业单位。

第二节 健康服务与管理专业的产生与国内外发展

在西方许多国家，健康管理早已经发展成为完整、系统、规范化的学科体系。国际上健康管理行业已经有70余年发展历史，但"健康管理"一词在国内出现才10余年的时间。自"健康管理师"成为国家认可的新兴职业，2007年，中华医学会健康管理学分会正式成立，同年《中华健康管理学杂志》

创刊,健康管理学学科的发展也日益活跃起来。尤其是在 2016 年,《"健康中国 2030"规划纲要》以及《"十三五"卫生与健康规划》等一系列文件的出台对发展健康产业提出了更确切的要求,健康管理学学科得到了快速的发展,无论是在课程建设、人才培养、师资队伍建设方面,还是在学术交流与科研方面,都得到了长足发展。

一、国外健康服务与管理专业的产生与发展

(一)健康管理学科在国外的兴起

如同其他学科和行业一样,健康管理的兴起也是由于市场的需要和人类知识的积累。美国蓝十字和蓝盾保险公司在 1929 年进行了健康管理的实践探索。20 世纪中期,美国经济繁荣发展,人们对生活质量的要求提高,期望能得到生理、心理能多方面的保障,并期望延长寿命。老龄化、慢性病发病率增高、全国缺乏统一协调的医疗服务等成为美国政府的医疗服务难题。另外,作为最早一批进入后工业化时代的国家,美国最早感受到员工健康问题对生产力的负面影响,市场上出现的无法遏制的医疗费用增长现象和与健康相关的生产率不断下降的局面,对美国的经济和发展造成了严重的威胁与挑战。当医疗服务费用持续高涨时,美国保险公司和企业发现一个令人震惊的统计数字:80%的医疗费用用在了治疗那些可预防的疾病上。据此,在多方需求的推动下,美国保险业于 20 世纪 60 年代最先提出"健康管理"的理念,旨在通过对参保人员进行有针对性的健康指导,达到控制风险减少医疗支出和赔付支出的目的。美国保险业对客户的健康管理为其专业化发展奠定了一定的基础。1969 年美国政府将健康管理纳入国家医疗保健计划,并开始出现区别于医院等传统医疗机构的专业健康管理公司,提供系统专业的健康管理服务。与此同时,德国、芬兰、日本、英国等国家逐步建立了不同形式的健康服务与管理组织。

健康管理作为一门科学和产业,1978 年诞生于美国,当时在密歇根大学,D. W. Edington 博士成立了健康管理研究中心,主要研究生活方式及其对人的健康和医疗、生命质量和医疗卫生情况的影响。随着美国医疗保险业与医疗模式的发展,健康管理作为一门学科和产业在西方国家迅速发展起来。迄今为止,健康管理学已经形成涉及医学、心理学、管理科学、社会科

学、环境科学、公共政策和法律等多个学科的新兴学科。在欧洲很多国家，健康管理早已经发展成为完整、系统、规范化的学科体系。

（二）国外健康管理学科的发展现状

健康管理最先起源于美国的商业保险行业，先进的理念使美国的健康管理在近半个世纪的发展中保持着世界领先水平，美国高校也具有相对较为成熟的健康管理专业。其中哈佛大学、南加州大学等较为出名。在美国，健康管理一般被称为健康研究、体育与健康教育、营养与健康以及健康促进等。在院系设置方面，美国多数高校的健康管理专业设在公共卫生学院，也有部分高校建设在公共政策学院或公共事务学院，如：1918 年和 1923 年，约翰斯·霍普金斯大学和哈佛大学相继成立公共卫生学院；1922 年哥伦比亚大学 Thomas Wood 教授创立培养健康教育专门人才的专业课而被称为"健康教育之父"。健康管理专业也多以卫生政策与管理或健康管理与政策的名称出现。在学位设置方面，美国高校的健康管理专业一般是硕士学位的专业，极少有本科开设这个专业，健康管理专业被划分为公共卫生领域，也属于医学领域。健康管理的硕士学位主要有公共卫生硕士、健康管理硕士、公共管理硕士、科学公共卫生硕士。在课程设置方面，本科阶段，学生学习的是公共卫生专业，一般要学习生物学预备知识、数学预备知识、社会科学预备知识、公共卫生知识；硕士阶段，学生的学习向专业化延伸，学习的健康管理专业课程更加深入，主要有金融经济分析、非营利组织、社区卫生政策、健康管理基础知识、健康管理成本、公共卫生决策等。美国高校开设的健康管理专业，从大专到博士，学制 2～5 年不等。健康管理专业作为新发展起来的边缘性交叉学科，在美国高校中其所属的学院呈现出多元化的现象，尚没有标准的学科定位。部分院校将健康管理专业开设在公共卫生学院，称为健康行为教育系，也有的将健康管理称为体育与教育系。美国健康管理师通常都是专业的医疗管理人员，虽然美国的学科体系建设还有待完善，但严格的从业标准使他们必须考取国家的认证证书才有资格成为一名真正的健康管理师。

与美国相比，英国在健康管理专业人才的培养上不再只局限于纯医学背景的人才，而是更加重视培养具备综合能力、全面发展的高素质人才。同时，公共卫生高校同盟还制定了健康管理的质量评估、资格认证的标准，如学习健康管理学的人员,如果通过了健康管理学专业的资格考试,获得执业资格认证,无论学习者是否具有医学背景,都具有平等的执业和晋升机会,这与我国健康管理专业学生多来源于医学专业的情况相反,在英国高校学习健康管理的学生有很多来自其他专业(如市场营销、人力资源管理、战略管理等)。而从事健康管理的人员或者学习健康管理学课程的学生中,来自医学院校的学生与来自非医学院校的学生之间的区别主要在于:是否会从事与他们专业背景相关的健康服务工作。放眼西方国家,1966 年左右,欧洲就成立了欧洲地区公共卫生高校同盟(ASPHER),设立 MPH 学位(Masters in Public Health),旨在培养健康管理专业人才。在对健康管理人才培养模式的一步步探索中,西方国家的健康管理学科体系也日益系统化和规范化。

亚洲健康管理的发展总体滞后于美国及欧洲,相比较而言,日本健康管理的发展位于亚洲国家的前列。日本是全民健康教育开展最好的国家之一,在日本人均一本健康手册,而且日本的各级政府每年都会开展健康教育活动,一系列的健康宣传活动使得民众的健康观念得以转变,提高了民众的自我管理意识,在社会中营造了一个全民参与的健康管理氛围。日本综合性大学中的医学部主要分为三大学科,即医学科(包括基础医学和临床学科)、药学科和保健学科。由于医学科学习任务繁重,临床实践技能要求严格,其学制一般设为六年。与我国不同的是日本医学部的学位设置中没有硕士学位只有博士学位,而药学科和保健学科都是学习四年后取得学士学位。在日本,比较完善的健康管理机构设置中,健康管理科存在于每一级的卫生保健组织中,负责各个层级健康管理业务的实施和开展。日本重视对国民的健康教育,再加上其相对完善的健康管理体系,都推动了日本健康管理人才不断涌现。另外日本高校为健康管理行业源源不断地输送高端人才,京都大学、东京大学等知名学府的医学部均设置了健康科学部,通过高校专业化培养,学习健康管理、医学保健、流行病管理、医学信息学等核心课程,为健康行业保驾护航。

二、国内健康服务与管理专业的产生与发展

(一)我国健康服务与管理专业的兴起

中国的健康管理思想古已有之,最早可追溯到《黄帝内经》中的"是故圣人不治已病治未病"的论点。但我国现代健康服务与管理是近十年才出现的一个新兴行业,尚处于探索和起步阶段。2000 年以来受西方国家的影响,尤其是美国、日本等国发展健康产业及开展健康服务与管理的影响,以健康体检为主要形式的健康服务与管理业逐渐在中国兴起。目前,慢性病已经成为威胁我国居民健康的主要因素,慢病相关危险因素的流行日益严重,并且我国人口老龄化趋势也日趋严峻,为了适应社会经济发展、推行健康中国战略、满足人民群众日益增长的健康服务需求、提升全人类健康水平,培养高素质技能型的健康服务与管理人才势在必行。

改革开放以来,我国人民生活水平不断提高,慢性病发病率逐年上升且呈现年轻化趋势,同时全球老龄化趋势不可逆转,社会迫切需要一大批具备健康管理基本理论知识,熟悉健康管理基本业务流程,掌握从事健康管理领域实际工作的基本能力和应用技能的专门人才。正是在这种需求背景下,全国各地高校纷纷申办服务与健康专业管理并探索实践。随着国民健康意识与健康需求的进一步提高,健康管理领域逐渐出现新趋势,健康服务与管理学科的发展日益呈现出多元化、市场化等方面的趋势。因此,对我们健康服务与管理专业人才的培养也提出了更高的要求。

2005 年,我国劳动和社会保障部正式发布了健康管理师这一职业,健康管理师作为新兴职业也得到了国家的认可。2007 年,中华医学会健康管理分会成立,同年创办《中华健康管理学杂志》在现代社会中,相关学术团体的组建和(或)由该学术团体创办的官方性学术期刊的出版,常常是一门学科形成的标志。2008 年,浙江农林大学率先将健康管理作为公共事业管理的专业方向开展本科人才培养工作。2009 年,中国健康管理专家达成了健康管理理念与学科体系的中国专家初步共识,使我国健康管理体系框架更加清晰。为满足健康服务业专业人才需求,并完善健康管理学的理论基础,我国高校日益重视健康管理的学科建设。2012 年,杭州师范大学成立全国首

家健康管理学院,并于 2013 年开始进行"治未病"与健康管理专业博士人才的培养;2015 年,全国高职院校专业目录首次增设健康管理专业。虽然 2015 年前我国已有类似专业,但由于健康管理综合交叉的学科特点,导致在开设该专业的高校中健康管理专业的定位不明确、不统一,一般将其设置在其他专业学科目录下,用健康管理方向来代替,如家政服务专业(健康管理方向)、公共卫生管理专业(健康管理方向)、劳动与社会保障(健康管理方向)、临床医学(健康管理方向)、公共事务管理专业(健康管理方向)、预防医学专业(健康管理方向)等。教育部从 2015 年开始陆续批复中医药高等院校本科教育层次开设健康服务与管理特设专业。

健康服务与管理专业在我国的兴起,一方面是国际健康产业与健康管理行业迅猛发展的结果,另一方面是社会发展的需要。

(二)健康服务与管理专业的发展

根据社会变革现实,并借鉴西方国家对健康管理的先进经验,党的十八大以来,国家相继在《关于促进健康服务业发展的若干意见》《中医药健康服务发展规划(2015—2020 年)》《关于促进中医养生保健服务发展的指导意见》《中医药人才发展"十三五"规划》《关于医教协同深化中医药教育改革与发展的指导意见》等文件中明确提出要发展健康管理等健康服务相关学科专业,这些都为健康服务与管理专业的腾飞做出了政策上的宏观指引。2015 年,全国高职院校专业目录首次增设健康管理专业;2016 年 2 月 16 日,教育部正式批准设立健康服务与管理本科专业,并首次批准浙江中医药大学、滨州医学院、山东体育学院、广东药科大学、成都医学院 5 所高校开设此专业。现阶段,为迎合市场对健康管理专业人才的需要,各高校纷纷探索建立健康服务与管理专业。

从健康服务与管理专业发展的学科基础来看,健康服务与管理专业作为我国特有的学科,其学科背景主要是医学与管理学,其专业基础是高校已经开设了卫生事业管理、临床医学、预防医学等。这些专业或者学科在我国的高等教育中已经发展得相对完善与成熟,这为在此基础上发展起来的健康服务与管理专业提供扎实的学科基础。因此,虽然该专业尚处于初创阶段,但由于它适应了实际需要,并具有一定的应用性而得到了迅速发展。据统计,截至 2020 年,全国开设健康服务与管理专业的院校共 124 所,其中多数为医学(包括医药、中医药)背景院校,其他学校类型多为理工类、体育类及综合类。

教育部对健康服务与管理专业人才培养目标定位也越发明确,即健康服务与管理专业应培养"厚基础、宽口径、强能力、高素质、广适应"的健康服务与管理应用型人才,也就是要培养具备现代管理理论、技术与方法等方面的知识,以及应用这些知识的能力,毕业后能在医疗卫生、公共卫生、健康管理、健康产业、卫生行政等相关企事业单位从事管理工作的高素质应用型、复合型人才。具体而言,本专业学生应当掌握健康管理的理论、技术与方法,能从事健康服务与管理工作,具备健康监测、评估、干预等服务技能,具有良好的实践能力和沟通协作能力,以适应 21 世纪我国健康服务业发展的需要。

由于政策上的指引、强劲的社会需求以及本身具备的高校学科和专业基础背景,我国的健康服务与管理专业迎来了大发展时期。为不断满足健康服务业发展对健康服务与管理人才的需求,教育部逐步扩大了专业设置规模,2017 年、2018 年分别增设了 21 所、35 所本科院校。这些院校中以具有医药和中医药背景的居多。大部分院校对本科层次的人才定位是掌握健康管理技能的高素质、复合型、应用型专业人才。

从我国高校健康服务与管理专业的教育模式来看,无外乎两种:第一,无医学背景的院校开展健康服务与管理专业,只能根据各学校特色侧重培养学生适应卫生行政、医疗保险公司、企事业单位等机构的工作技能,如营养指导、运动指导、心理咨询等技能。第二,具有医学背景院校开设健康管理专业,侧重培养学生基本护理、养生、健康危险因素干预、健康评估、慢性病管理、中医养生等技能,使之能够在健康管理机构、医疗卫生单位等组织从事相关工作。

(三) 健康服务与管理专业发展趋势

目前,我国开设了健康服务与管理专业的百余所高校均在教育部《普通高等学校本科专业目录》的指导下根据各校实际情况修订了健康服务与管理专业的人才培养方案,这推动了我国高等院校健康服务与管理专业的学科建设。同时部分院校还开展了健康管理学专业的硕士和博士教育,为国家培养了一批健康服务管理专业的高级人才。面对快速发展的健康产业,健康服务与管理专业在专业定位、人才培养模式等方面还需要不断完善。

近年来,随着老龄化程度的不断加深,疾病谱的改变,传统的以疾病治疗为中心的诊治模式已不能满足人们对高层次、多样化健康服务的需求,健康管理产业逐渐成为我国新的经济增长点。在这种情况下,懂健康服务与管理的复合型人才将成为我国及相关领域的基本和普遍需求。同时人们对健康服务的需求层次不断提升,要求健康管理人才必须具备较宽的知识跨度和多元化的实践技能,既要熟悉健康管理基本业务流程又要掌握从事健康管理领域实际工作的基本能力和应用技能;既要有较扎实的理论知识又要有较熟练的操作技能。

全国各高校相继开设了健康服务与管理专业,为社会更好地输送健康管理专业人才,这对健康管理专业建设是一个很好的发展机遇,但我们同时应该清醒地意识到新形势下市场对健康服务与管理人才的要求也更高,所需的健康服务与管理人员不仅要具备现代健康管理理念,还应懂得医学基础知识,掌握现代健康服务与管理理论和健康服务技能,以适应社会主义市场经济及人民群众对健康管理的需要。这就要求高校健康服务与管理专业进一步提升教育水平来培养有扎实的管理学和医学基础理论知识和现代健康管理理论知识,熟悉健康管理的评估方法、管理体系和运作规律,具备健康管理信息获取、综合分析与管理的能力,能熟练运用健康服务与管理相关知识独立进行健康教育、健康指导、卫生保健、医疗监督、疾病的预防控制等方面工作的高素质应用型人才。

国务院《关于促进健康服务业发展的若干意见》中指出:"到 2020 年,健康服务业总规模达到 8 万亿元以上,成为推动经济社会持续发展的重要力量",可见,健康管理产业在我国具有蓬勃发展之势,专业型健康管理人才的培养是健康管理服务行业发展的重要环节。即使作为一个新兴学科,健康服务与管理专业也正面临着十分强烈的社会需求,并且需求量不断增加,可谓"朝阳学科",发展前景一片广阔。

第三节　医药院校健康服务与管理专业的状况与特色

一、医药院校健康服务与管理专业建设现状

为支撑以医药为主体的多学科发展,顺应改革开放时代对医药健康管理人才的需要,我国医药院校纷纷开设健康服务与管理类专业。医学院校拥有医学、公共卫生、健康保险等相关教育资质,在设立健康管理专业上更具优势和责任。从目前的情况看,医药院校健康服务与管理专业主要侧重于医药卫生方向与健康管理的结合。以往很多医药类院校结合自身的资源优势开设健康管理专业,但该专业更多的是放在公共事业管理专业下作为健康管理方向招生,如浙江农林大学、海南医学院、杭州师范大学等院校开设的健康服务与管理专业。

2016 年教育部正式批准设置健康服务与管理本科专业,这标志着我国健康服务与管理专业正式作为独立设置专业进入本科院校。5 年来,我国陆续设置健康服务与管理专业的高校已达百余所,其中以医药院校为主,如浙江中医药大学、天津中医药大学、山西医科大学、齐齐哈尔医学院、中国药科大学、南京中医药大学、赣南医学院、福建中医药大学、广西医科大学、海南医学院、湖北医药学院等。其中:浙江中医药大学始建于 1959 年,其健康服务与管理专业为浙江省一流本科建设专业,2011 年国内最早在公共事业管理本科(四年制)专业下开设健康管理方向招生,2015 年成为教育部首批获批健康服务与管理本科专业的国内五所本科院校之一(浙江省首家获批),2016 年开始招生;南京中医药大学始建于 1954 年,是江苏省重点建设高校,于 2018 年起招收健康服务与管理专业本科生。

由此可见,作为服务于健康产业的主要专业,健康服务与管理专业越来越受到我国各类医药院校的青睐。医学院校具有开办健康服务与管理的先天优势,它们具有丰富的师资队伍以及教学实验室、实践教学基地等硬件设

施,若能对其特色优势充分加以利用,其培养康服务与管理人才质量将显著提高。因此,我们可以乐观地说,我国医药高校健康服务与管理专业的发展将会呈现一派欣欣向荣的景象。

二、医药院校健康服务与管理专业人才培养特色与课程体系特色

为推进国家大健康战略,教育部于2016年开设本科健康服务与管理专业,医药类院校在实践中不断探索适应国家健康产业发展的人才培养模式,在健康服务与管理专业的人才培养方案和课程设置中,除了注重现代管理学、经济学、法学、市场营销等方面知识及其应用能力的培养外,也非常注重医药学方面知识及应用能力的培养,着重培养能够在医疗卫生机构、健康管理企业、健康产业、保险公司、卫生行政等相关企事业单位从事健康管理与服务工作的高素质应用型人才。此外,为了实现差异化的人才培养目标,不同院校根据自身特色,其人才培养的侧重点有所不同,因此学生的就业方向还包括中医养生保健机构、旅游健康管理机构、养老机构等。

在课程设置上,目前我国医药院校健康服务与管理专业的课程设置主要包含理论课程与实践课程两大方面。理论课程中,在必修课方面以管理学与现代医学为主干学科,主要包括管理学、卫生事业管理学、营销学、社会医学、临床医学概论、流行病学、健康管理、运动医学、健康评估等,但有研究发现,对于一些技能性学科,如健康信息管理、健康评估技术、健康心理学并没有成为所有高校共有的核心课程。在特色课程方面,各院校差别较大。如:浙江中医药大学基于市场需求和实用性考虑,开设中医美容学和急救医学;陕西中医药大学开设音乐治疗学课程;贵阳中医药大学将地方民族医药发展优势课程引进课堂,开展苗医基础、苗医与苗药制剂等课程。实践课程中,大多数医药院校主要以课内实验、见习、毕业设计(论文)、毕业实习、第二课堂为主。

总之,现有医药院校的健康服务与管理专业在专业定位上都具有明显的医药特色,各校均有意识地依托其医药背景,发挥边缘学科对主流学科的辅助作用,力图凸显其医药行业特色,重点培养满足健康服务行业需要的健康管理复合型人才。但是,国内健康服务与管理专业在具体的发展过程中

并无成熟的人才培养模式可以借鉴和复制,专业建设尚处于起步阶段。同时,各医学院校开办"健康服务与管理"的特色学科优势尚未充分发挥,与国外相比,我国高层次健康服务与管理人才匮乏,健康服务与管理专业发展基础薄弱,且各医药院校开设该专业的基础和背景不同,造成该专业课程设置的不规范性和随意性。

三、南京中医药大学健康服务与管理专业的状况与特色

(一)南京中医药大学健康服务与管理专业介绍

南京中医药大学卫生经济管理学院在公共管理大门类下设健康服务与管理专业,该专业的培养目标是:培养系统掌握健康服务与管理专业的基础理论、基本知识以及基本技能,具备中医药思想、现代健康管理理念及创新思维,能够运用现代健康服务与管理学的基本理论与方法,在健康服务与管理相关领域从事健康政策制定、健康检测、健康评估、健康教育与健康促进、健康咨询与健康管理等工作的应用型、复合型人才。本专业的学生毕业后应当能够在健康管理行政部门、医院体检中心、社区卫生服务中心、健康管理咨询公司、健康服务机构、养老机构、健康保险公司等领域从事健康管理与服务工作。

本专业的知识培养体系是:掌握现代公共管理理论,健康服务与管理理论、方法和实践技能,具备一定的外语基础、沟通能力和计算机运用能力。

在课程设置上,可以分为这样几个模块:

公共基础课

这部分课程包括思想政治、体育、计算机、外语等,以培养学生的人文素养与现代信息技术素养,促进学生德、智、体、美、劳全面发展。

管理类课程

包含管理学、卫生事业管理、人力资源管理、健康经济与政策、医疗保险、组织行为学、健康保障、健康管理产业等,使学生熟练掌握基本的管理学知识。

健康服务类课程

包含健康管理、健康评估、健康信息管理心理学、运动医学、中医养生学、营养与食疗学、中医养生学、中医老年病学、慢性病管理等,使学生充分掌握健康服务与管理的核心知识与技能。

医药类课程

包含中医学概论、临床医学概论等临床类课程和预防医学类课程，以及有关医药法学、经济学等方面的基础课程，使学生充分掌握相应的医药知识和技能。

除了必修课程外，本专业还加大了选修课及任意选修课的种类与数量，注重拓宽学生的知识体系，注重开设提高学生专业技能和应用能力的课程，以满足市场人才需求以及培养学生的学习兴趣，形成一个宽基础、多方向的课程结构，并根据当地社会经济发展水平和社会对人才需求的变化进行适时、适度的调整，以适应社会对专业健康管理人才的需求。

通过学习，学生应具备以下知识和能力：

熟悉基础医学、临床医学、中医学、预防医学等健康服务相关医学基础知识。

熟悉管理学、经济学、公共管理等公共管理专业基本知识。

掌握流行病学、社会医学、卫生统计、卫生政策与法规等卫生管理方面的专业知识。

掌握健康评估、健康心理、健康营养、健康养生（运动）、健康信息管理、健康保险、健康教育与促进、社区健康服务与管理、特殊群体健康服务与管理等健康管理的基本理论与知识。

掌握文献检索、资料查询、数据分析等基本科研方法。了解国内外健康服务理论前沿和发展动态。

（二）南京中医药大学健康服务与管理专业思路及特色

伴随着我国健康产业的快速发展，以及在国家《"健康中国 2030"规划纲要》《中国防止慢性病中长期规划（2017—2025）》《健康中国行动 2019—2030》的政策指引下，健康管理专业建设、课程建设作为学科交叉性强、社会适应性广的新兴边缘学科，在近年来获得长足发展的基础上围绕健康管理固有领域得以有效地继承与创新是非常必要的。该专业思路主要集中在：

1. 办学理念先进，办学思路清晰

在人才培养方面树立了培养复合型、实用性、具有创新精神的高素质人才的理念，培养在医药卫生相关领域从事健康管理工作的复合型、实用性、具有创新精神的高素质人才，经过积极参加中国健康管理协会等相关组织的交流会议,与兄弟院校共同探讨专业建设,并对有经验的院校和用人单位进行调研,结合南京健康服务业发展现状和本校特色,不断完善人才培养方案。

2. 人才培养模式有创新,人才培养质量高

一方面,重视学生基本能力的培养,要求学生掌握专业的健康管理理论、技术与方法,具备优秀的健康监测、评估、干预等服务技能,培育高素质应用复合型人才;另一方面,重视与相关院校以及科学研究所的合作,积极投入健康产品研发,加强与健康管理企业及信息化公司的合作,将研究成果进行生产转化。积极探索健康服务与管理专业"教学沿用"一体化的人才培养创新模式。

3. 教学活动不断创新,适应人才培养需要

更新教学理念,课程体系设计有独创性。各专业方向分别设立几大课程模块,如医药类课程模块、经管基础类课程模块、健康管理课程模块以及各专业方向课程模块,各专业方向设置选修课程组,通过不同的课程组体现不同的研究方向;教学方法倡导"问题导向式""互动式"教学;强化实践环节,提高学生应用能力和综合素质。

4. 教学管理模式有创新

教学文件准备、课堂教学、教学质量控制等每个教学环节都有相关规章制度,建立了相对独立的由专业负责人、教研室骨干教师和学生代表参与的专业教学质量督导队伍,由健康管理专家及医院、企业高级管理人员组成的专业建设委员会,参与该专业的培养方向、课程设置、教学内容和实训项目开发等。

5. 学科专业建设有鲜明的医药卫生特色

该专业的人才培养具有鲜明的医药卫生特色,在保持传统优势科研的同时确立重点研究方向,形成自身科研特色和优势。通过开设中医状态学、中医治未病学、中医养生康复学、营养学、运动医学等系列中医特色课程,从防病、护理到康复,真正体现中医健康服务管理优势。

6. 慢性病管理作为健康管理分支的人才培养

随着我国老龄化社会的到来,各种慢性病的致残率和病死率逐年上升,

慢性病逐渐成为全球致死、致残的首因,据统计,2019 年中国居民的慢性病病死率已上升至 88.5%,慢性病占疾病负担的比例达到了 70%以上。当前,中国和世界上许多国家一样,正面临慢性病的严峻挑战。越来越多的国家加强了对慢性病管理的重视,并不断探索符合自身国情的慢性病管理模式。所以,将慢病管理作为健康管理专业的拓展方向也是该校人才培养特色的体现。

🔖 思考题

1. 你为何报考健康服务与管理专业?
2. 你如何看待健康服务与管理专业?
3. 请谈谈你所在院校的健康服务与管理专业现状。

>>>>>> 第二章

健康服务与管理专业人才培养目标和要求

 内容提要 ··

　　本章从健康服务与管理人才的市场需求分析,结合国内主要院校健康服务与管理专业的人才培养目标总结,提出健康服务与管理专业的人才素质要求,在此基础上总结(中)医药院校健康服务与管理专业人才培养目标与要求的特殊性及相应的实现途径。

第一节　健康服务与管理专业的培养目标

一、健康服务与管理人才需求分析

　　健康是人类不懈的追求和永恒的话题,随着社会经济的发展和生活水平的提高,居民对健康的诉求稳步提升,健康服务与管理应运而生。健康服务与管理机构蓬勃发展,而专业的健康服务与管理人才却非常匮乏。因此,在"健康中国 2030"的大背景下,适应社会需求开设健康服务与管理专业非常必要。健康服务与管理专业是有效提升国民整体健康素质的客观需要,是大健康产业发展的客观需要,是行业及机构发展的客观需要,也是学科自身特点的客观需要。

健康服务与管理即对个体或群体的健康危险因素进行全面的监测、分析、评估、预测,并提供咨询、指导和服务的全过程。健康服务与管理旨在通过管理学和医学结合,调动一切积极因素,促进人体健康,减少疾病发生,提高生活质量,同时减少医疗费用支出,促进社会发展。有中国特色的健康服务与管理体系的发展呼唤健康服务与管理的专业教育,特别是中医药健康服务与管理。健康服务与管理教育的发展,将推动健康服务与管理行业乃至大健康产业的发展,进而更好地服务于社会经济的发展,由此步入一种良性循环。开设健康服务与管理专业,培养具有专业知识的健康服务与管理人才,让学生能够更好地服务于社会,推动全民健康事业发展的积极市场需求已明显释放。

(一) 健康服务与管理专业人才需求总量大

该专业人才具有长久稳定的就业潜力。随着人们生活水平的提升和健康意识的日益增强,对健康服务与管理专业人才的需求与日俱增。相关统计显示,大约每 10 个美国人就有 1 个享有健康管理服务;而在我国,健康管理服务人员比例低至 15 万分之一。由此,结合我国《"十三五"全国健康促进与教育工作规划》推断,我国专业健康服务与管理人才需求缺口巨大,具有非常广阔的市场前景。

(二) 健康服务与管理专业细分人才需求突出

据《健康服务与管理＋大健康产业人才现状及需求白皮书》(2016)显示,健康服务与管理人才行业领域细分为医疗卫生行业(占比 29.53%)、健康体检行业(占比 9.29%)、健康保险行业(占比 7.38%)、健康养老行业(占比 5.21%)、美容养生行业(占比 8.11%)、保健食品行业(占比 11.40%)、中医药行业(占比 5.03%)、健康地产行业(占比 2.17%)、健康教育行业(占比 6.44%)、健康旅游行业(占比 3.78%)、健康餐饮行业(占比 6.05%)、其他健康行业(占比 5.61%)。且根据前期调查,以下机构对健康服务与管理专业人才的需求较多:健康服务与管理公司、大型的体检中心、疗休养机构、养老服务机构和健康保险公司。

(三)健康服务与管理专业人才的新兴需求增长点较多

在我国经济水平不断发展,人口老龄化趋势加剧的背景下,老年人的健康问题已经日益凸显,同时亚健康人群比例显著提升。此外,随着全面二孩政策的实施,儿童的健康管理需求也大大提升。随着人们对健康服务与管理的需求越来越大,该领域的人才需求也将随之急剧增加,培养具有中医健康养生基础和医药管理知识的健康服务与管理人才可以在这一领域发挥更为专业和重要的作用,主要体现在以下方面:

一是老年人健康服务与管理。人口老龄化加剧的背景下,医疗服务和养老服务相结合的医养结合模式不断发展,医养结合模式成为当今改革的主要方向。老年人对健康养老服务的需求越来越大,基于社区的健康养老服务机构将迅速发展起来,与此同时,养老服务业的管理和服务人才十分匮乏。培养具有中医健康养生基础、医药管理知识、健康和养老管理知识的健康服务与管理人才将在这一领域发挥更为专业和重要的作用。

二是亚健康管理。据世界卫生组织的数据,全球 60 多亿人口中,健康者占 15%,亚健康者占 70%,有疾病、不健康者占 15%,可以说人们普遍处于亚健康状态。亚健康是人们在身心、情感方面处于健康与疾病之间的低质量状态,是 21 世纪人类共同面临的三大健康问题之一。如何使这些人转变为健康者,是我们必须面对的问题。在我国,如按每 100 人配备 1 名亚健康管理师计算,14 亿人口就需要 1 400 万名亚健康管理师,而目前远远不能满足需求。

三是儿童健康管理。最新统计显示,我国有超过 3.6 亿少年儿童,但每 36 万儿童才拥有一名儿童健康管理师,这与发达国家差距极大。儿童处于身体生长发育的特殊时期,从小接受疾病预防、科学喂养、合理膳食、户外活动等有效的健康管理措施,将会对儿童生长发育、身体健康、智力开发、心理人格等产生积极的作用。因此,这也将成为健康服务与管理专业新的需求点。

二、国内主要院校健康服务与管理专业人才培养目标

(一)杭州师范大学

培养掌握健康管理的理论、技术与方法,具备健康检测、评估、干预等服务技能,具有良好创新精神、较强管理技能和沟通写作能力,毕业后能在健康服务业相关企事业单位从事健康管理与服务工作的高素质应用复合型人才。

(二)广东药科大学

培养面向健康服务行业如健康管理、社区卫生、医疗保健、健康保险、养老养生、健康体检、健康旅游、健康互联网等机构及企业的应用型管理人才,他们应具有良好的科学文化素养以及创新精神,具备良好的职业道德、实践能力和终身学习的能力,掌握健康服务行业所需的基础理论、基本知识,熟练应用健康管理的技术与方法,胜任健康服务行业的管理、服务、评价以及营销等工作。

(三)成都医学院

培养具备现代健康管理理论,技术与方法等方面的知识以及应用这些知识的能力,具备现代健康理念与健康管理特长及良好的职业素养,掌握健康服务技能,能在医疗卫生事业单位、社区卫生服务机构、健康体检中心、健康管理咨询公司等单位从事健康监测、健康评估、健康干预、健康教育、健康风险管理的应用型专业人才。

(四)浙江中医药大学

培养适应社会主义现代化建设和面向 21 世纪社会经济发展需要的德、智、体、美全面发展,基础扎实、知识面宽、能力强、素质高,具备现代健康管理理念,掌握健康服务业方面的知识与技能,拥有一定健康管理特长,能在健康、文教、卫生、社保、养生等单位从事健康风险评估、健康管理、健康教育与健康促进、慢性病管理等的应用复合型人才。

(五)成都中医药大学

培养具有现代健康管理理论,技术与方法等方面的知识以及应用这些

知识的能力,具有现代健康理念与健康管理特长及良好的职业素养,掌握健康服务技能,能在医疗卫生事业单位、社区卫生服务机构、健康体检中心、健康管理咨询公司等单位从事健康检测、健康评估、健康干预、健康教育、健康风险管理的应用型专业人才。

(六) 南京中医药大学

培养适应社会主义现代化建设、面向 21 世纪社会经济发展和"健康中国2030"需要的德、智、体、美全面发展,基础扎实、知识面宽、能力强、素质高,具备现代健康管理理念,掌握健康服务业专业知识与技能,拥有一定健康管理特长及创新能力的专业人才,即能在医院体检中心、社区卫生服务中心、学校、健康管理咨询公司、健康服务机构、养老机构等医疗、健康、文教、企事业单位从事健康风险评估、健康管理、健康教育与健康促进、慢性病日常管理等的复合型人才。

第二节　健康服务与管理专业的人才素质要求

本专业学生主要学习现代健康服务与管理基础知识,熟悉信息化时代健康服务与管理的评估方法、管理体系和运作规律;掌握健康服务必备的理论和实践技能,在毕业时达到健康管理、公共营养、心理咨询、运动干预等方面的执业能力,胜任与健康、文教、社会保险等相关企事业单位内部的健康服务与管理工作。

通过学习,学生应具备以下知识和能力:

一、知识结构要求

1. 具有扎实的基础知识,掌握高等数学、计算机应用、英语等的基础理论知识。

2. 具有扎实的公共事业管理基础知识,掌握管理学、公共事业管理学等基本理论和应用。

3. 具有扎实的健康服务与管理方向知识，掌握健康管理、健康教育、健康评估、社会医学、卫生统计学、中医养生学、健康心理学、运动医学、营养与食疗学、针灸学、推拿学等的基本理论与应用。

4. 了解医药学基础知识。

5. 了解国内外健康服务与管理业理论前沿及其发展态势。

二、能力结构要求

1. 具有相应的外语水平和计算机应用技术，具有文献检索、资料查询的基本技能，有初步的科学研究和实际工作能力。

2. 具有进行健康数据收集、处理和基本统计分析的能力。

3. 具有较强的文字表达、信息处理、人际沟通等实际工作能力。

4. 具有运用健康服务与管理的专业知识和技能，解决实际问题的能力。

5. 具有从中西医临床、心理、营养、饮食等角度，采集和管理个人或群体的健康信息，评估个人或群体的健康和疾病危险性，开展个人或群体的健康咨询与指导，制订个人或群体的健康促进计划，开展健康管理技术应用的成效评估的技能。

6. 具有进一步自主获取知识的能力。

三、素质结构要求

1. 具有坚定的政治方向，热爱社会主义祖国，拥护中国共产党的领导，具有较强的政治素质。

2. 具有科学的世界观、正确的人生观和价值观，富有强烈的社会责任感，具有健康的身体素质、心理素质和健全的人格。

3. 具有遵纪守法、爱岗敬业、团结协作、乐于奉献和勇于创新的职业素质。

第三节 相近专业的人才培养目标及人才素质要求

一、公共事业管理

（一）人才培养目标

公共事业管理专业旨在培养具有现代化管理理论、公共经济理论、技术与方法等方面的知识及其应用能力，现代社会需要的高素质专门人才。要求学生接受管理学、公共行政学的系统训练，成为兼具政治学、经济学、法学等方面知识，具备较高的管理、经营、策划、调研、交际等能力，运用公共事业管理基本理论和方法解决问题能力的，从事管理工作的高素质应用型人才。

（二）人才素质要求

1. 掌握管理学、经济学社会科学等现代科学的基本理论和基本知识；

2. 具有适应办公自动化、应用管理信息系统所必需的定量分析和应用计算机的技能；

3. 具有进行质量管理、数据的分析和处理，进行统计分析的基本知识和能力；

4. 熟悉我国有关的法律法规、方针政策以及制度；

5. 具有较强的社会调查和写作能力；

6. 掌握文献检索、资料查询的基本方法，具有初步的科学研究和实际工作能力；

7. 具有较强的思维创新能力，自我学习能力和人际协调、沟通能力。

二、中医养生学

（一）人才培养目标

中医养生学专业旨在培养具有中医学基础理论、知识和技能，中医养生专业知识和主要实践技能，以及西医学基本理论、知识和技能，并具有良好的人文社会素养和自然科学素养,能够在各级各类医院治未病科、健康管理中心、老年病科、慢性病科等科室,妇幼保健单位、社区卫生服务中心、中医类门诊或诊所等医疗卫生机构,中医养生等社会健康服务或管理机构,学校及科学研究机构等从事针对全人类、全生命周期的相关医疗、养生、治未病、科研和教学等工作的高素质应用型专门人才。毕业后也可继续攻读中医养生学等专业研究生学位,成为中医养生学等领域的高级人才。

(二)人才素质要求

1. 掌握脏腑、经络、气血津液等中医基础理论知识及四诊、八纲辨证、脏腑辨证等中医诊断学内容;掌握常用中药的药性、药味、功效、主治等中药学知识及常用方剂的配伍、组成、功效、主治等方剂学知识,并运用所学进行病情诊察、病史采集、病例书写及语言表达。

2. 掌握《内经》《伤寒论》等中医经典著作的基本学术观点,熟悉中医学术流派及其主要学术思想,了解中医学术思想发展历史和主要学术观点。

3. 掌握中医药治疗各种常见病、多发病的临床诊疗基本知识,掌握针灸、推拿等基本知识,并正确运用,对常见病、多发病进行辨证论治。

4. 掌握中医养生、治未病的基本理论、知识和主要实践技能,对患者和公众进行健康养生等方面知识宣传教育。

5. 掌握必要的基础医学基本知识,掌握临床各科常见疾病特别是老年病、慢性病的基本诊断、鉴别诊断和临床治疗原则,掌握必要的药理学知识与临床合理用药原则并合理运用。

6. 具有较强的信息管理和计算机基本应用能力,能够利用图书资料和计算机数据库、网络等现代技术研究医学问题及获取新知识与相关信息。

7. 掌握与患者及其家属进行有效交流沟通的能力,具有与同事和其他卫生专业人员等团结协作的能力。

三、护理学

(一)人才培养目标

本专业旨在培养既能掌握现代护理学的基本理论、基本知识和基本技能,又能掌握中医辨证施护、整体护理,具有一定的人文社会科学和自然科学基础理论和知识,具备对服务对象实施整体护理及社区健康服务能力的,能在护理学科领域从事护理临床、护理科研、护理教育、护理管理、社区护理等工作的高素质应用型中西医结合护理人才。

(二)人才素质要求

1. 掌握与护理学相关的自然科学、医学基础、中医学与临床及人文社会科学的基本理论。

2. 掌握护理学的基本理论、基础知识、基本技能。

3. 掌握生命各阶段的预防保健及健康促进知识。

4. 掌握生命各阶段常见病、多发病基本的病因、发病机制、临床表现、诊断、防治原则及相关护理知识。

5. 具有应用中医护理的辨证观、整体观理论和护理程序对服务对象实施整体护理的能力。

6. 熟悉防治传染病以及突发公共卫生事件的相关知识。

7. 具有初步配合急危重症患者的抢救和应急处理突发事件的能力。

8. 具有与护理对象有效沟通和提供健康教育的能力。

9. 具有正确书写护理相关文件的能力。

第四节 医药院校健康服务与管理专业人才培养目标及人才素质要求的实现途径

一、医药类院校健康服务与管理专业人才培养目标

(一)医药院校健康服务与管理专业人才培养总体态势

随着社会经济的发展和人们生活水平的提高,以及人口老龄化的不断加剧,疾病谱正在发生改变,人们对健康的需求已经从疾病治疗需求转向健

康服务需求。探求以市场为导向的健康管理人才培养模式成为目前健康管理服务行业发展亟待完善、解决的问题,专业的健康管理人才培养已成为健康管理服务行业发展的重要环节。

教育部从 2015 年开始陆续批复高等院校本科教育层次开设健康服务与管理专业。截至 2020 年,全国获批健康服务与管理专业的院校共 122 所,其中大部分为具有医学(包括医药、中医药)背景院校,其他学校类型多为理工类、体育类及综合类。此外,尽管部分医学院校已获得开办健康服务与管理专业资格,但仍有部分学校尚未进行招生,仍处于一定的准备阶段。

(二)医药类院校专业培养目标的特点与差异

人口老龄化、急性传染病和慢性病的双重负担及环境恶化导致医疗卫生需求不断增长,加之公共卫生和流行病学关于健康风险及循证公共卫生干预的大量研究,以及管理科学、行为医学、互联网技术、信息与服务产业的快速发展都极大推动健康服务与管理的发展。医学院校具有开办健康服务与管理的先天优势,丰富的师资队伍以及教学实验室、实践教学基地等硬件设施等,但由于医药类院校开设健康服务与管理专业时间较晚,其在专业人才培养目标方面并未能完全、充分地体现出新时代的要求。此外,2018 年,教育部颁发了《普通高等学校本科专业类教学质量国家标准》,对各专业的人才培养目标、主干学科、核心课程、实践要求均进行了界定。但由于健康服务与管理专业设置时间短,标准中没有本专业教育质量标准界定,各院校在制定人才培养方案方面还处于探索阶段。健康服务与健康专业人才培养体系有待衔接,人才培养模式有待创新,人才培养目标有待明确。通过本章的第一部分已列举的部分医药院校健康服务与管理专业培养目标,不难提炼健康服务与管理专业培养的共性目标为掌握医学基本理论知识、健康管理服务技能和人际沟通能力,能在医疗卫生事业单位、社区卫生服务机构、健康体检中心、健康管理机构从事健康监测评估、健康干预、健康教育、健康咨询等工作的应用型人才,其特色如下:

1. 注重医药特色融合

医药院校健康服务与管理专业人才培养方面多数能注重突出医药类特色,将自己的优势有效地融合到该专业建设上来。除了一般公共事业管理的核心课程外,突出医药类知识和能力的要求,包括基础医学、临床医学、预防医学及药学相关课程的基本理论和应用。

2. 突出健康管理方向

大部分医学院校对于该专业培养目标的设定,主要依托国家或省市卫生与健康事业发展和建设的需要,基本定位为培养适应我国健康服务业发展的应用型管理人才或复合型专业人才,对人才培养重点突出健康管理方向,需要综合掌握医药卫生专业知识,以及现代管理理论、技术和方法的知识和技能。在人才类别方面,各类医学院校较为一致,均是管理学学科门类,学制为4年,最终授予管理学学士学位,主要是培养具备医学、管理学与健康管理学理论和技能的专业性人才,学生毕业后可对口在医疗卫生等企事业单位工作。

3. 培养目标定位并未精确

对人才培养目标进行精确定位,是医学院校高效、有序开展健康服务与管理专业课程设置与实践教学的关键。对国内率先开展健康服务与管理专业的医学院校的人才培养目标进行梳理总结,不难发现大部分医学院校并未对培养的健康服务与管理型人才进行精确的目标定位。不少院校对人才就业方向表述过于笼统,且与现有的卫生事业管理专业区分不明显;此外,多数院校并未结合自身院校特色优势及行业特点,对人才培养目标知识结构、基本能力和就业方向进行特色定位,培养目标同质化且具体可操作性不强。

二、医药院校健康服务与管理专业人才素质要求

为清晰地展示医药类院校健康服务与管理本科专业培养要求,将部分医药院校的人才素质要求列表如下。

表2-1　6所医药院校健康服务与管理专业人才素质要求

学校名称	素质要求	能力要求	知识要求
成都医学院	1. 热爱祖国和人民,热爱医药卫生管理事业。 2. 具有正确的价值观、良好的职业态度,遵守职业道德和法律法规。 3. 具有吃苦耐劳的品质、勤奋工作的精神、良好的人际沟通能力和团队合作精神,能有效处理健康服务与管理任务。 4. 具有积极创新、勇于批判的科学精神	1. 有较强的社会调查能力、数据收集与处理能力、统计分析的能力。 2. 具有运用与管理自动化办公系统的基本知识与技能,能适应办公自动化发展要求,具备运用管理信息系统的能力。 3. 熟悉国家健康管理工作方针、政策和法规,具备良好语言沟通与谈判能力。 4. 熟练运用信息技术,有效进行健康检测、健康评估、健康干预、健康教育、健康风险管理。 5. 掌握文献检索、资料查询的基本方法,能利用现代信息技术获取相关信息,能独立阅读和查阅专业文献。 6. 达到国家《大学英语》教学规定的"较高要求",具有阅读本专业英文科技文献资料的基本能力;具有较强的计算机应用能力。 7. 身心健康,达到国家规定的大学生体育锻炼标准和体质测试标准	1. 具有一定的医学知识,特别是预防医学和中医学的基本知识。 2. 掌握健康管理的基本理论、基本知识以及基本技能,具有进行自我知识更新的能力,了解健康管理的发展动态和理论前沿。 3. 熟悉我国关于健康服务业发展的方针、政策和法规。 4. 具有较为扎实的医学人文知识。 5. 树立终身学习观念,具有自主学习能力
广东药科大学	1. 树立科学的世界观、人生观和价值观,具有爱国主义和集体主义精神。 2. 尊重同仁,团结互助,积极进取,愿为健康事业的发展贡献力量。 3. 遵守健康服务业的职业守则和行业守则。 4. 树立终身学习观念,充分认识到不断自我完善和接受继续教育的重要性。	1. 基本掌握相关的临床医学、预防医学、管理学学科的基本理论和方法。 2. 熟悉相关的基础医学、康复医学和中医学学科的基本理论和方法。 3. 熟练运用健康服务与管理的理论进行公文写作与处理、组织协调与沟通合作、信息收集与统计分析、健康检测与评估、危险因素评估与干预、健康指导与教育的基本能力。 4. 熟练将计算机和信息技术应用于健康服务与管理行业,熟练运用一门外语阅读、翻译本专业文献。	1. 通识教育课平台:由思想政治理论课、英语、体育、医药计算机应用基础、大学生心理健康教育、音乐等课程构成。通过平台教育,能够学会运用辩证唯物主义、历史唯物主义的观点和方法,正确看待自然、社会和人生发展。培养学生广阔的人文社会科学知识、行为和伦理知识,培养学生健康的职业价值观和科学态度,锻炼学生协作和沟通技能。掌握外语、计算机应用等学科的基础理论、基础知识和基本技能。 2. 基础课平台:健康服务与管理导论、管理学、健康保障、基础医学概论、健康心理学、健康营养学、健康运动学、医用统计学等课程组成。通过平台教育,构建学生扎实的健康服务与管理专业的基础理论和知识。

学校名称	素质要求	能力要求	知识要求
广东药科大学	5.秉承实事求是的科学态度,发扬严谨治学的精神。 6.具有一定的创新能力和批判性思维来指导工作和从事科学研究	5.具备公共管理学科的思维理解能力(政策理解与分析能力、公共事务的认知与分析能力),计划能力(制订工作计划、分解公共任务)、组织协调与沟通能力、管理服务能力、应急管理能力、团队合作能力、调查研究能力、信息处理能力、表达能力(语言与文字)等专业能力。 6.具有自主学习和终生学习的能力	3.专业课平台:专业核心课程由健康检测与评估、健康管理学、健康服务与管理技能、健康教育与促进、健康经济与政策、社会学、中医学概论、健康信息管理等课程组成。通过平台教育,使学生掌握健康服务与管理专业的基本技能和实际应用能力。 4.限选课平台:由临床医学概论、居家健康管理等课程组成。通过平台教育,使学生能够掌握健康管理其他专业基本技能,具有较强的健康服务市场适应能力和竞争力。 5.选修课平台:公共选修课设置人文社科类、公共艺术类、计算机信息类、经济管理类、医药生物特色类及就业创业类六大板块,公共选修课学分需修满12学分,其中公共艺术类课程需取得2学分,就业创业类课程需取得2学分。专业选修课由专业限选课和专业自选课组成,专业限选课包括临床医学概论和居家健康管理共9学分;专业自选课包括流行病学、社会医学、卫生事业管理、职业健康服务与管理、社区健康服务与管理、健康养生学、康复医学概论、市场调查、健康服务与营销、医药信息检索、论文写作、经济学原理、公共管理学、老年健康服务与管理、医患沟通、功能运动学、健康旅游学、健康企业管理等课程共28学分组成,本专业学生必须取得19学分。 6.实践课平台:由入学教育与军训、实验教学课、健康管理技能强化、假期社会实践活动及见习、第二课堂实践活动、实习32周、毕业论文、实验室开放及课外科技活动等构成

续表

学校名称	素质要求	能力要求	知识要求
成都中医药大学	1. 热爱祖国和人民,热爱医药卫生管理事业。 2. 具有正确的价值观、良好的职业态度,遵守职业道德和法律法规。 3. 具有吃苦耐劳的品质、勤奋工作的精神、良好的人际沟通能力和团队合作精神,能有效处理健康服务与管理任务。 4. 具有积极创新、勇于批判的科学精神	1. 具有较强的社会调查能力、数据的收集与处理能力、统计分析的能力。 2. 具有运用与管理自动化办公系统的基本知识与技能,能适应办公自动化发展要求,具备运用管理信息系统的能力。 3. 熟悉国家加快服务管理工作方针、政策和法规,具有良好的语言沟通与谈判能力。 4. 熟悉运用信息技术,有效进行健康检测、健康评估、健康干预、健康教育、健康风险管理。 5. 掌握文献检索、资料查询的基本方法,能利用现代信息技术获得相关信息,能独立阅读和查阅专业文献。 6. 达到国家《大学英语》教学规定的"较高要求",具有阅读本专业英文科技文献资料的基本能力;具有较强的计算机应用能力。 7. 身心健康,达到国家规定的大学生体育锻炼标准和体质测试标准	1. 具有一定的医学知识,特别是预防医学和中医学的基本知识。 2. 掌握健康服务与管理的基本理论、基本知识以及基本技能,具有自我知识更新的能力,了解健康服务与管理的发展动态和理论前沿。 3. 熟悉我国关于健康服务与管理领域的发展方针、政策和法规。 4. 具有较为扎实的医学人文知识。 5. 树立终身学习观念,具有自主学习能力
南京中医药大学	1. 具有坚定的政治方向,热爱社会主义祖国,拥护中国共产党的领导,具有较强的政治素质。 2. 具有科学的世界观、正确的人生观和价值观,富有强烈的社会责任感,具有健康的身体素质、心理素质和健全的人格。 3. 具有遵纪守法、爱岗敬业、团结协作、乐于奉献和勇于创新的职业素质	1. 具有相应的外语水平和计算机应用技术,具有文献检索、资料查询的基本技能,有初步的科学研究和实际工作能力。 2. 具有进行健康数据收集、处理和基本统计分析的能力。 3. 具有较强的文字表达、信息处理、人际沟通等实际工作能力。 4. 具有运用健康服务与管理的专业知识和技能,解决实际问题的能力。 5. 具有从中西医临床、心理、营养、饮食等角度,采集和管理个人或群体的健康信息,评估个人或群体的健康和疾病危险性,开展个人或群体的健康咨询与指导,制订个人或群体的健康促进计划,开展健康管理技术应用的成效评估的技能。 6. 具有进一步自主获取知识的能力	1. 具有扎实的基础知识,掌握高等数学、计算机应用、英语等的基础理论知识。 2. 具有扎实的公共事业管理基础知识,掌握管理学、公共事业管理学等基本理论和应用。 3. 具有扎实的健康服务与管理方向知识,掌握健康管理、健康教育、健康评估、社会医学、卫生统计学、中医养生学、健康心理学、运动医学、营养与食疗学、针灸、推拿学等的基本理论与应用。 4. 了解医药学基础知识。 5. 了解国内外健康服务与管理业理论前沿及其发展态势

学校名称	素质要求	能力要求	知识要求
浙江中医药大学	1. 热爱社会主义祖国，拥护中国共产党的领导，掌握马列主义、毛泽东思想、邓小平理论和"三个代表"重要思想，努力践行科学发展观，树立科学的世界观、人生观和价值观。 2. 尊重师长，团结互助，树立终身学习观念，充分认识到不断自我完善和接受继续教育的重要性。 3. 秉承实事求是的科学态度，发扬严谨治学的精神，具有一定的创新能力和批判性思维来指导工作和从事科学研究。 4. 热爱健康服务与管理事业，具有良好的职业操守，对企业、社会有责任感和奉献精神。 5. 具有开拓进取的职业精神，培养干练的工作作风，遵纪守法，诚实守信，求实创新	掌握现代健康管理理念；熟悉信息化时代健康管理的评估方法、管理体系和运作规律；掌握健康管理必备的理论和实践要点；掌握必备的健康管理技能，在毕业时达到健康管理师执证能力，胜任健康管理企事业单位的健康服务与管理工作： 1. 初步掌握健康服务管理、市场营销的基本理论与技能，掌握中医药预防保健方面的理论和方法、技能。 2. 掌握健康检测、健康风险评估的基本技能，以及在社区健康管理、常见慢性病管理及健康保险和其他健康产业等领域的具体应用。 3. 具备全面、系统、正确收集健康相关信息的能力，具备一定的中医养生学、营养学、心理学等领域的健康危险因素干预技能。 4. 掌握调查研究、实验研究的基本方法，掌握文献检索、数据统计分析的基本知识和实际操作方法，具备从事科学研究的基本能力。 5. 能够熟练操作计算机，具备现代办公所需计算机应用技能。 6. 掌握一门外语，具备一定的听、说、读、写及综合应用能力，能阅读本专业的外文文献资料	掌握基础医学、临床医学、预防医学、中医学、管理学等基础知识，为健康管理实践提供理论基础： 1. 掌握基础医学、临床医学、预防医学、中医学、管理学等知识。 2. 熟悉我国关于健康管理专业发展的方针、政策和法规。 3. 了解国内外健康服务与管理前沿理论、趋势及实践的现状。 4. 掌握健康管理学科的基本理论、基础知识
福建中医药大学	1. 健康的身体素质。 2. 良好的心理素质。 3. 较好的人文素养。 4. 较高的职业操守	1. 掌握传统保健方面的理论和健康服务技能。 2. 掌握一定的食品营养、安全知识，饮食健康与心理健康服务技能。 3. 掌握调查研究、实验研究的基本方法。 4. 掌握健康状态的评估并制订个性化的健康管理服务。 5. 具有运用健康管理学理论分析和解决实际问题的能力	1. 初步掌握基础医学、临床医学、中医学、心理学等基础知识。 2. 掌握健康管理、社会医学学科的基本理论、基本知识。 3. 熟悉我国关于健康管理专业发展的方针、政策和法规。 4. 了解国内外养生保健和健康促进前沿理论、发展趋势及实践的现状。 5. 掌握文献检索、资料查询的基本方法，具有一定的科学研究和实际工作能力

三、优化医药类院校培养目标与要求的路径建议

(一)多层面挖掘健康服务与管理专业人才培养目标定位

只有准确把握专业定位,明确人才培养目标,突出专业优势和特色,才能实现培养一批批高质量的专业型人才。医学院校进行健康服务与管理这一新专业的建设更是需要首先做好精准的人才培养目标定位。因此,建议医学院校按照相关标准与要求,以国家基本国情与社会发展需求为导向,以自身学科背景、优势及特色为依据,形成明确的健康服务与管理专业型人才的培养定位,开展多层次、多元化的人才培养模式。同时,医学院校也必须要考虑与其他相似专业如公共事业管理专业(卫生方向)等人才培养的差异性、区分度以及针对性,多层面挖掘健康服务与管理专业人才培养目标定位。

1. 人才层次定位

教育部批准设立健康服务与管理专业的医药院校,其人才培养层次具有较大的共性,即学科门类为管理学,授予学位为管理学学士,标准学制为四年。

2. 知识结构定位

健康服务与管理专业人才的知识结构既具有共性,也存在较大的特殊性,各医药院校应结合健康中国建设需求及自身优势(见表 2-2)进行差异化定位。

(1)共性。具有管理学、经济学、医学、社会学等交叉学科基础知识。

(2)特性。① 医药背景院校(不含中医药):加强医学知识结构的培养,如公共卫生、流行病学、临床医学如慢性病健康管理及重点人群(如老年人)健康管理适宜技术与技能等。② 中医药背景院校:加强中医学知识结构的培养,如中医学基础、中医干预调理、随访管理等治未病服务相关适宜技术与技能等。

3. 基本素质定位

各医药院校在应用型人才的基本素质培养方面具有较大的共性,即主

要包括尊重社会公德、注重自我修养、人文素质、法制观念、敬业精神、团队合作精神、奉献精神、健全心理、感恩观念等九个方面。

4. 基本能力定位

基本能力一般包括自主学习能力、适应能力、交往能力、表达能力、创新能力、动手能力、组织管理能力、决策与决断能力、预测能力、写作能力、计算机应用能力、外语能力等十二个方面,各院校具有共性的方面主要包括自主学习能力、适应能力、交往能力、表达能力、写作能力、计算机应用能力和外语能力,但在创新能力、动手能力、组织管理能力、决策与决断能力、预测能力等方面应具有特性(或内涵的差异性)。例如医药背景院校学生的动手能力侧重于健康管理适宜技术与技能的实操能力等方面。

5. 就业方向定位

结合健康中国建设的需求,不同背景院校毕业生的就业方向应具有一定的差异性,同理,毕业生的就业机构或就业岗位亦有所侧重,如中医健康管理方向毕业生除了可到综合性的健康管理机构和基层医疗卫生服务机构从事中医健康管理方面的工作外,还可到中医治未病中心、老年医疗和康养中心等专业机构就业。

表 2-2　医药背景院校的优势、特点及就业方向比较

院校背景	优势	特色	就业方向
医药(不含中医药)	拥有较为齐全的医学学科门类,特别是临床医学及直属附属医院	健康体检、慢性病健康管理及重点人群(如妇女、儿童、老年人)健康管理适宜技术与实用技能培养	健康教育与促进、慢性病及重点人群健康管理
中医药	拥有较为齐全的中医中药学科门类及直属附属医院	中医干预条例、随访管理等治未病服务等适宜技术与实用技能的培养	中医健康管理

资料来源:黄小玲,曾渝,钟丽.健康中国背景下健康服务与管理人才培养模式创新[J].医学教育研究与实践,2017,25(6):821-823,827.

（二）结合自身优势，打造专业特色

随着我国高等教育由规模扩张向内涵发展转变，培养高素质、多样化、特色化人才将成为大部分高校加强办学特色、提高核心竞争力的核心突破口。各医药院校结合自身的专业优势，打造专业特色，如：广东药科大学培养学生运动健康管理的技能；成都中医药大学培养学生治未病思想；成都医学院打造学术健康数据处理的核心竞争力；贵阳中医药大学培养学生中医康复、营销咨询、心理咨询知识技能；辽宁中医药大学培养学生营养咨询、心理咨询技能，使其能在医药公司、养生会所、养老院工作；天津中医药大学培养学生商业健康管理、健康保险、养生保健、食品及保健产品生产销售技能；浙江中医药大学培养学生养生、慢病管理技能，使其能从事社保工作；河南中医药大学培养学生养生知识；江西中医药大学培养学生健康保险技能；南京中医药大学着重中医药健康服务与管理能力；山东中医药大学培养学生妇幼保健、健康营销知识技能；陕西中医药大学培养学生康复保健、健康资源整合技能。

（三）对接社会需求明确培养目标与要求

制定应用型人才培养目标要高度结合行业需求，包括行业需求分析，专业岗位群定位。健康管理在我国具有广泛的应用前景，需求行业主要为医疗机构、企业、健康保险公司以及社区、集体单位等。岗位群主要为一级、二级和三级健康管理师，不同级别的健康管理师的工作侧重点不同。目前我国已经启动了二级和三级健康管理师的认证，最高级别的一级健康管理师的认证目前尚未开始。根据我国《健康管理专业人才需求分析报告》(2018)，三级健康管理师可以作为社区、保险公司和健康服务机构的一线服务人员，承担健康管理的相关工作，包括客户咨询、前台接待、服务落实或市场开发等工作。二级健康管理师可以作为社区、保险公司和健康服务机构开展健康管理服务的骨干人员，承担健康管理服务的核心业务（如健康干预、健康教育）的策划、组织、实施等工作。人才培养目标要结合以上特点制定，提高与行业需求的契合度。

（四）建立人才培养目标和要求的动态调整机制

人才培养的目标是服务社会，人才培养的质量要接受社会这个试金石

的检验,因此,高等院校的人才培养必须与社会对接。医药高等院校作为医药特色健康管理人才培养的主体,在贯彻落实国家相关政策的基础上,应结合人口变化和人民群众健康需求,深入调研医疗机构、社区卫生服务中心(站)、健康管理类企业未来四年对健康管理人才的需求规模和结构,进而深化人才培养供给侧改革,调整人才培养目标和专业建设方案,形成明确的人才培养定位和健全的培养体系。同时,构建招生就业、人才培养、课程建设、毕业就业等的动态调整机制,提升人才培养与社会经济发展的契合度,实现健康管理人才的供需平衡。

四、"互联网+"背景下健康服务与管理专业人才培养的目标与要求

"互联网+"理念最早由易观国际董事长兼首席执行官于扬在2012年第五届移动互联网博览会上首次提出,2014年11月李克强总理出席首届世界互联网大会时指出"互联网是大众创业、万众创新的新工具"。因此,如何结合"互联网+"的社会背景,建立和完善健康服务与管理人才培养体系,保证人才培养的质量,是现阶段亟待解决的问题。在专业培养目标和素质要求的拟定过程中,亟待思考以下问题。

(一)"互联网+"对健康服务与管理专业人才专业思想教育的影响

专业思想是指大学生对学科专业及今后所从事的与专业相关的职业在特定环境条件下所持有的一种理性认识、理解和态度,是一种从信念、情感到行为的稳定的综合心理品质,是专业教育和教学的根本点和出发点。就新办专业的大学生而言,对专业学习学什么、学习意义是什么、将来要做什么等问题都比较模糊;同时,互联网作为当下信息快速传播的主要渠道以多种形态直接影响着大学生的生活和学习,如果缺乏正确的引导,在海量信息中,学生更容易迷失专业学习方向。因此,结合健康服务与管理行业的新动向,加强专业思想教育,帮助学生了解专业方向,稳定学生情绪,激发学习热情,引导其顺利走上健康服务与管理专业之路并成为社会有用之才,是健康服务与管理专业人才培养的首要任务。

(二)对健康服务与管理专业人才知识体系构建的要求

知识体系的构建是学科发展和人才培养的基本方向。健康服务与管理

专业在我国属于新兴学科,目前健康服务与管理类专业知识体系正在积极构建,已初步确立了具有中西医结合特色、借鉴经济管理学科核心理论、丰富健康管理知识和研究领域,以及注重健康管理技能积累的建设目标。目前,人们对于互联网对人类物质生活的影响已有了深刻的认识。互联网时代是一个信息大爆炸时代,知识的更替非常迅猛,知识体系的构建与重塑尤为重要。因此,在"互联网+"背景下,健康服务与管理专业知识体系的构建与完善,一方面要强化"互联网+"相关知识和技能,另一方面还必须根据健康服务业的上下游产业,注重医学基础、营养保健、社区服务、运动健康、重点人群(老年)管理等多个领域知识的讲授,开拓专业人才的视野,以适应健康服务业发展的需要。

(三)对健康服务与管理专业人才实践能力提升的挑战

受中国几千年传统教育的深刻影响,我国高等教育存在以课堂教学为主,学科的实践环节较少等问题。这种教学安排造成学生学习积极性不高,教师教授费力,学生实际掌握较差。目前国内健康产业细分领域互联网化趋势,主要涉及互联网助力简化就医流程并加快分级诊疗,"互联网+"完善健康管理垂直多元化以满足个性化需求,医药分开催生新电商生态,丰富商业保险等多个方面,涉及上下游数十个产业。鉴于涉及的产业、行业较多,要求学生掌握的实践技能也较为庞杂,因此,既要解决实践环节较少的弊端,又不能盲目制定过多的实践教学目标。从产业、市场细分的角度,规划出"以信息技术等核心技能掌握为基础,多元化的、充分满足学生个性发展需要"的实践教学方案,提升学生的实践能力,成为健康服务与管理专业人才培养的关键环节。

📖 思考题

1. 根据健康服务与管理专业培养目标制订自身学业目标。

2. 根据健康服务与管理专业的人才素质要求提炼出自身需要强化的能力和知识。

3. 简述医药类院校健康服务与管理专业人才培养要求。

4. 思考"互联网+"背景下对健康服务与管理专业人才的新要求。

>>>>>> 第三章
健康服务与管理专业学科基础

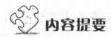 **内容提要** ....

　　健康服务与管理专业从属于健康管理学这一学科，专业定位是公共管理类。学科来源主要是管理学和医学，理论基础主要有公共物品理论、公共治理理论以中国传统医学和现代医学的有关理论。研究对象包括管理主体、管理客体、管理目的和目标、管理职能和方法以及管理环境。研究方法主要包括历史研究法、案例分析法、比较研究法、实践抽象法、实验分析法和统计分析法。

第一节　健康服务与管理专业的学科定位

　　健康服务与管理是一门新兴的专业，从属于健康管理学这一新兴的学科。健康管理学具有多学科属性，其中最主要的是医学和管理学。

一、健康管理学科的内涵

学科是指以知识分类为依据的一定科学领域或该领域内理论体系相对独立的知识体系或某一分支,也是高等院校教学、科研和社会服务等活动的专业分类或功能划分的基础。健康管理学科的形成来源于较长时期的实践,经过了众多学者的概括和提炼,逐渐形成了自身的学科内涵。现代健康管理这一事物最早出现在美国,最初由全科医师和健康保险业以及健康体检发展共同衍生而来,特别是由于健康保险的积极参与,从根本上解决了健康管理的付费问题,再加上健康信息技术的支持而得以快速发展和壮大。随后英国、德国、法国和日本等发达国家也积极效仿和实施健康管理。虽然健康管理实践出现已有数十年的时间,但目前国外还没有一个公认和统一的定义、概念及内涵表述。

在中国科学技术出版社于 1994 年出版的《健康医学》中,将"健康管理"作为完整一章,比较系统地表述了健康管理的初步概念与分类原则、实施方法与具体措施等。2007 年 10 月,在《中华健康管理学杂志》创刊号上发表的《加快健康管理学术理论研究与学科建设》一文中,首次提出了健康管理学的研究内容与研究范围,认为健康管理学是一门集生命科学、管理科学、生物信息学为一体的新兴综合学科。在此基础上,经过国内相关专家反复讨论和多次征询意见,于 2009 年在《中华健康管理学杂志》上发表的《健康管理概念与学科体系的中国专家初步共识》中首次明确提出了健康管理学的概念与内涵。

(1)健康管理学的概念:健康管理学是研究人的健康与影响健康的因素以及健康管理相关理论、方法和技术的新兴医学学科,是对健康管理医学服务实践的概括和总结。

(2)健康管理学科范畴:健康管理学是集医学科学、管理科学与信息科学于一体,重点研究健康的概念、内涵与评价标准、健康风险因素监测与控制、健康干预方法与手段、健康管理服务模式与实施路径、健康信息技术以及与健康保险的结合等一系列理论和实践问题。

郭清主编的《健康管理学》(2015)以及武留信、曾强主编的《中华健康管理学》(2016)都认为健康管理学是一门新兴的医学学科,融合多学科的相关理论与实践元素,依赖于基础医学、临床医学、预防医学的理论与技术。郭姣主编的《健康管理学》(2020)指出健康管理学是研究人的健康和健康影响因素以及健康管理相关理论、方法和技术的一门学科。

从源流来看,现代健康与医学发展观是健康管理学创新理论形成的重要学术指导思想及学科理论基础;现代医学科学与医学创新体系是健康管理学创新理论形成的源头学科及学科支撑体系;管理科学和生物信息学是健康管理学创新理论与学科体系形成的重要专业技术基础。目前,健康管理学仍然是一个全新的概念和交叉学科,包括其内涵的表述和外延的界定以及许多实践问题,需要在较长时间内才能得到进一步的丰富与完善。

同时,由于健康管理学包含了多个完全不同的理论体系,使得学生依次修完多种理论体系的知识的培养成本太高、周期过长,这也决定了从事健康管理的人才不可能由一个特定的传统专业培养出来。所以,建立适应健康管理学自身特点的人才培养专业体系和行业管理体系具有必要性与紧迫性。

二、健康服务与管理专业的定位

健康管理学科与服务体系可以分为宏观和微观两个层次,宏观层次主要研究国家、政府和社会层面的宏观健康促进与健康管理问题;微观层次主要研究个体或群体(包括家庭)的健康促进与健康维护、改善与管理问题。因此,无论是在宏观还是微观健康管理学科与服务体系中,都有管理学科的重要支撑。

在2015年教育部本科专业目录调整中,新增设本科"健康服务与管理专业",专业代码为:120410T。健康服务与管理专业所属"门类"为管理学,所属"专业类"为公共管理类,学位授予门类为"管理学"。在《普通高等学校本科专业目录(2020年版)》中,公共管理类下专业共有公共事业管理、行政管理、劳动与社会保障、土地资源管理、城市管理等14个专业。

专业划分的不仅与社会发展阶段对职业分工的需求密切相关,而且适应和服务于社会生产组织方式和社会经济管理模式。可以认为公共管理类下各专业是以政府为主导的公共组织整合社会的各种力量,实现公共的秩序、利益和福利所需要的专业。健康服务与管理即对个体或群体的健康危险因素进行全面的监测、分析、评估、预测,并通过提供咨询和指导对疾病进行预防和维护的全过程,旨在调动一切积极因素,促进人体健康,减少疾病发生,提高生活质量,同时减少医疗费用支出,促进社会发展。

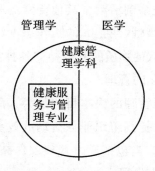

图 3 - 1 健康服务与管理专业和健康管理学科的关系示意图

在《学位授予和人才培养学科目录(2018 年)》中,管理学学科门类下有管理科学与工程、工商管理、农林经济管理、公共管理、图书情报与档案管理五个一级学科。目前公共管理一级学科下有行政管理、社会医学与卫生事业管理、教育经济与管理、社会保障、土地资源管理五个二级学科。《学位授予和人才培养学科目录》适用于硕士、博士的招生、培养和学位授予,其中与健康服务与管理本科专业最为相关的是社会医学与卫生事业管理。健康管理学科目前暂时没有列入《学位授予和人才培养学科目录(2018 年)》中。

第二节 健康服务与管理专业的学科基础

一、管理学

(一)管理学基础理论

1. 人本原理

人本原理是管理的首要原理。以人为中心的人本原理要求管理既是"依靠人的管理",也是"为了人的管理"。"依靠人的管理"一方面强调组织被管理者参与管理,参与组织活动方向、目标以及内容的选择实施和控制;另一方面强调根据人的特性,对组织、对人进行管理,注重管理的人性化。人的态度和积极性直接关系到活动中其他要素的利用效果,从而决定组织活动的效率,激发人的积极性,纠正人的工作态度,要求管理者研究行为和态度的影响因素,考虑到人的物质的和精神的各种需要,根据人的特点来进行领导和激励,实行人性化的管理。

"为了人的管理"是指管理的根本目的是为人服务的管理,为人服务不仅应包括通过管理工作来提高组织业务活动的效率,使组织能够更好地满足服务对象的要求,而且应当包括通过管理工作充分实现组织成员的社会价值,促进组织成员的个人发展。

人本原理对健康管理活动和健康组织内部管理都有指导意义。提示我们:一方面,在健康管理活动中应当调动被管理者参与健康管理过程中从而实现最好的健康管理效果;另一方面,在健康管理组织的内部管理中应当发挥组织成员的积极性以实现更好的组织管理。

2. 系统原理

系统是指由若干相互依存、相互作用的要素或子系统组合而成的,具有特定功能的有机整体。管理所针对的系统往往是开放、动态的系统,具有整体性、相关性、有序性和与外部环境的互动性。

根据系统论的观点,在进行管理活动时,应当注意:第一,管理活动所要处理的每一个问题都是系统中的问题。只有把局部与整体、内部与外部、目前与未来统筹兼顾,综合考虑,才能妥善的处理管理活动中的每一个问题,避免顾此失彼。第二,管理必须有层次观点。各管理层次必须职责清楚,任务明确并在实践中各司其职,各行其权,各负其责,以正确发挥各自的作用,实现管理目标。第三,管理工作必须有开发观点。管理者不仅应根据系统论的观点注意研究和分析环境的变化,及时调整内部的活动和内容,以适应市场环境特点及变化的要求,而且应当努力通过自己的活动去改造和开发环境,引导环境朝着有利于组织的方向去发展变化。

系统理论对健康管理活动和健康组织内部管理都有指导意义。提示我们面对复杂的健康问题时,应当注意综合协调,统筹兼顾制定健康管理方案并且有序实现健康管理目标。同时面对健康管理对象和市场时，应当具有开发的观点，适应并且改造健康管理对象和市场。

3. 效益原理

效益是指组织目标的实现与实现组织目标所付代价之间的一种相对关系，追求组织活动的效益，就是尽量以较少的资源消耗去实现组织的既定目标。追求效益是人类一切活动经营遵循的基本规则，这是由资源的有限性所决定的。而与此对应，人们希望通过利用这些资源和产品来满足的需要总是无限的。

效益是由目标实现所获得的收益与实现目标的代价这两者决定的，因此追求效益就应该沿着这两个方向去努力。"做正确的事"是追求效益的前提，"用正确的方法"做正确的事是实现效益的保证。

效益原理对健康管理活动和健康组织内部管理都有指导意义。提示我们在进行健康管理时，要树立以最小资源消耗获取最大健康管理效果的意识，并将其作为健康管理效果评价的标准之一；在进行健康组织内部管理时，也要注重效益从而使健康管理组织可持续发展。

4. 风险原理

风险是指发生对人或组织不利事件的不确定性，包括事件发生的可能性及后果。风险管理是组织通过对风险的识别、衡量和处理，力求以最小的经济代价为组织目标的实现提供安全保障的管理活动。

风险管理是一个过程，是降低和控制风险的一系列活动，它涉及管理目标的确定、风险的识别和评估、风险管理方法的选择、风险管理方案的实施及风险管理效果的评价与改进等内容。

风险原理对健康管理活动和健康管理组织内部管理都有指导意义。健康服务与管理本身就是针对健康风险的管理，应当遵循风险管理的原则和步骤；健康管理组织也要注意运营风险，正确处理风险事件，从而避免使健康管理组织陷入困境。

（二）公共管理学

1. 公共物品

公共物品的思想被公认为源于苏格兰哲学家大卫·休谟。后来，亚当·斯密、J.穆勒、A.瓦格纳、林达尔、庇古等学者各自进行了进一步的阐述。一般认为,公共物品的经典定义由萨缪尔森于1954年提出,即"每个人对这种物品的消费,都不会导致其他人对该种物品消费的减少"。斯蒂格利茨在其《公共部门经济学》中概括了消费的竞争性和排他性:竞争性消费是指,如果某人使用一种产品,其他人就不能使用该产品;排他性特征即有无可能(在不发生很大成本的情况下)将任何人排除在公共物品利益之外。消费上没有竞争性、排他又不可能的产品是纯公共物品。

公共物品理论也在不断发展,布坎南指出:"无论公共物品理论最初的倡导者是否有此意图,从一开始,公共物品理论就有组织-制度含义"。布坎南特别指出:"正确地理解公共物品的理论,它则适用于任何物品和服务,与物品的物理特征完全无关,该理论的意义在于政治性集团提供物品和服务的制度安排"。他指出,任何集团或社团因为任何原因通过集体组织提供的商品或服务,都将被称为公共物品。更进一步,休·史卓顿和莱昂内尔·奥查德在其著作中把所有那些其供给不是由个人的市场需求而是由集体的政治选择决定的物品,即把任何由政府决定免费或以低费用供给其使用者的物品和服务,看作公共物品。

由此可见,公共物品的内涵随着社会的发展而不断延拓,而且,公共物品的内涵也会随着各个国家社会发展阶段和经济体制的差异而有些许差异。健康不仅仅是私人的事务,在很大程度上具有公共物品的属性,追求健康的行为应当是一种公共行为,应当有包括政府在内的公共组织介入。公共物品理论对把健康服务与管理专业设置在公共管理类中提供了理论依据,也为健康服务与管理活动奠定了基调。

2. 公共治理

(1)公地悲剧:1968年英国学者加勒特·哈丁教授在"The Tragedy of the Commons"一文中首先提出"公地悲剧"理论模型。该理论模型描述了理性地追求最大化利益的个体行为是如何导致公共利益受损的恶果的。哈丁从"理性人"假设出发,设想古老的英国村庄的牧民作为理性人,都希望自己的收益最大化,不顾草地的承受能力而增加羊的数量。但是,一旦增加羊的数量,便出现了如下情形:一是获得了增加的羊的收入,二是加重了草地的负担。随着放牧数量的增加,放牧数量超过草地的承受能力,便出现过度放牧,进而导致草地逐渐耗尽,草地状况迅速恶化,牧民反倒无法从放牧中得到更高收益,这时便发生了"公地悲剧"。哈丁认为:"这是悲剧的根本所在,每个人都被困在一个迫使他在有限范围内无节制地增加牲畜的制度中。毁灭是所有人都奔向的目的地,因为在信奉公有物自由的社会中,每个人均追求自己的最大利益。"像过度砍伐的森林、污染严重的河流和空气,都是"公地悲剧"的典型例子,"公地悲剧"的警示意义在于人们要避免对公共资源的过度利用。

环境因素是健康的影响因素之一,良好的环境对健康有促进作用,而良好的环境往往像"公地"一样遭到破坏,造成公众健康的悲剧。因此,《"健康中国 2030"规划纲要》中就有"建设健康环境"组成部分,主动作为创造和维护良好的环境。同时,一个国家的民众处于良好的健康状态中也是一种社会财富,应当避免个人不注重自身的健康,损害自身健康从而导致的公共健康财富的消耗。此外,健康管理所依靠的健康资源也是有限的,避免健康资源的无度消耗也是公地悲剧带给我们的启示。

(2) 治理理论:进入 20 世纪 90 年代后,随着志愿团体、慈善组织、社区组织、民间互助组织等社会自治组织力量的不断壮大,它们对公共生活的影响日益重要,理论界开始重新反思政府与市场、政府与社会的关系问题。如果说新公共管理运动主要关注公共部门对市场机制和企业管理技术的引进,治理理论的兴起则进一步拓展了政府改革的视角,它对现实问题的处理涉及政治、经济、社会、文化等诸多领域,成为引领公共管理未来发展的潮流。在关于治理的各种定义中,全球治理委员会的定义具有很大的代表性和权威性。该委员会于 1995 年发表了一份题为《我们的全球伙伴关系》的研究报告,并在该报告中对治理做出了如下界定:治理是各种公共的或私人的个人和机构管理其共同事务的诸多方式的总和。它是使相互冲突的或不同的利益得以调和并且采取联合行动的持续的过程。它既包括有权迫使人们服从的正式制度和规则,也包括各种人们同意或认为符合其利益的非正式的制度安排。它有 4 个特征:治理不是一整套规则,也不是一种活动,而是一个过程;治理过程的基础不是控制,而是协调;治理既涉及公共部门,也包括私人部门;治理不是一种正式的制度,而是持续的互动。

2016 年 10 月,《"健康中国 2030"规划纲要》发布,使健康中国上升为国家战略。健康中国既是一个崭新的治国理念,又能推进国家治理体系和治理能力现代化,也是全面建设小康社会的综合性系统工程。健康中国战略以多元供给为逻辑基础,需要协调政府与社会各部门的健康责任,形成多方联动的健康目标执行体系。在这一过程中,政府既要避免因为不作为或过度干预导致多主体之间产生矛盾,又要积极承担整合社会资源、组织协同保障的任务,最终实现健康"善治",创造健康管理的中国方案,开创健康中国的新局面。

二、医学

(一)中国传统医学

1. 中医"治未病"

"治未病"是针对病之未生、病之未发、病之未成的状态而干预调整,以达到未病先防、既病防变、瘥后防复的目的。对健康形成客观认识并意识到其影响因素的可控制性的思想,最早出现在我国春秋时期。到秦汉时期,《黄帝内经》明确提出与论述"治未病"思想,并进一步论述饮食、五味、起居、六气、情志等对人体的影响。魏晋至明清时期,各代医家在早期"治未病"思想及相关理论的基础上不断扩充,如唐代孙思邈将健康至疾病转变分为"未病""欲病""已病"三个阶段,认为医生要"消未起之患,治未病之疾,医之于无事之前"。朱丹溪发挥《黄帝内经》中"治未病"思想,在所著《丹溪心法》中指出:"与其救疗于有疾之后,不若摄养于无疾之先。"

"未病态"是指对于各种的内外因素刺激,人体都能够通过"阴阳自和"的自我调整机制,保证正气处于一定水平并足以在正邪相争中处于绝对优势,维持人体脏腑、经络、气血等功能的正常。"已病态"是指外在刺激或体内的应激导致人体的脏腑、经络、气血的功能出现了偏颇,超过了阴阳调节能力,生命体处于"阴阳失衡"的状态。"欲病态"介于"未病态"与"已病态"之间,其在外虽然有不适的症状表现,但又不足以诊断为一种疾病。未病态、欲病态、已病态是一个连续的发展过程。"病后态"是指疾病的基本证候解除后到机体完全康复的一段时间,病后态往往存在不稳定的阴阳自和,稍有不慎就会再次患病。

　　中医"治未病"的具体内容主要包括四个方面,即未病养生保健、欲病防微杜渐、已病早治防变和病后调摄防复。中医"治未病"理论以整体思想为指导,致力于调整机体整体功能状态,经过历代医家不断传承与发挥,目前已经贯彻在预防、诊断、治疗、养生等方面,对现代的健康管理起到了良好的指导作用。中国特色的健康管理应当充分体现中医"治未病"的思想和手段。

　　2. 中医养生学

　　中医养生学是中华民族灿烂古代文化的精华,是中华民族长期同疾病做斗争的经验总结。养生,最早见于《庄子》内篇,其有"养生主"一篇专论养生。古又谓之"摄生"。《老子》中有"善摄生者"之说。从词义而言,"养"即保养、调养、补养、护养之意,"生"即生命、生存、生长之意。简而言之,养生就是采取措施保养生命,提高生命质量,延长寿命的行为。养生学作为一门学科,有其自身的体系与完整的理论。中医养生学的特点是以中医理论为指导,以和谐适度为宗旨,以预防为核心,以综合调摄为原则,以适应广泛为模式。

　　养生学是中医学重要的组成部分,是探索和研究生命的规律,以颐养身心、增强体质、预防疾病的理论和方法为宗旨,进行综合性养生保健活动,从而强身、防病、防变、防复,以延年益寿为目的的学科。养生学归属于中医理论体系,又与其他学科有着纵横交错的关系。养生学独具特色的理论观点,丰富多样而积极有意义的方法手段,普及性与大众化的行为模式,使其逐渐形成并发展成一门相对独立的新兴学科。

　　养生与"治未病"既有联系又有区别。养生在"治未病"的实践中具有最基础、最广泛的作用,同时,养生又是中医"治未病"的基础工作和根本出发点。只是两者侧重点不同,养生以抗御衰老、延长生命为主导,治未病则是以预防不致患病为主。

(二)现代医学

　　1. 预防医学

　　预防医学是医学的一门应用学科,它以个体和确定的群体为对象,目的是保护、促进和维护健康,预防疾病、失能和早逝。是以预防为主要思想指导,以"环境-人群-健康"为模式,研究预防和消灭病害,讲究卫生,增强体质,改善和创造有利于健康的生产环境和生活条件的科学。

预防医学的工作对象包括个体及确定的群体,主要着眼于健康和无症状者;研究方法上注重微观和宏观相结合,重点为影响健康因素与人群健康的关系;采取的对策更具积极的预防作用,具有较临床医学更大的人群健康效益。从大的门类分,预防医学体系可分为流行病学、医学统计学、环境卫生科学、社会与行为科学以及卫生管理学五大学科。

预防医学的三级预防为健康管理提供了系统化的策略:健康问题的出现是一个从接触健康危险因素、机体内病理变化从小到大,最后导致临床疾病发生和发展的过程。因此,根据疾病发生发展过程以及健康决定因素的特点,把预防策略按等级分类,称为三级预防策略。一级预防旨在控制健康危险因素,将疾病控制在尚未发生之时;二级预防通过早发现、早诊断、早治疗而防止或减缓疾病发展;三级预防防止伤残,促进功能恢复,提高生存质量,延长寿命,降低病死率。

2. 康复医学

康复医学是以研究病、伤、残者功能障碍的预防、评定和治疗为主要任务,以改善躯体功能、提高生活自理能力、改善生存质量为目的的医学专科。它是一门以消除和减轻人的功能障碍,弥补和重建人的功能缺失,设法改善和提高人的各方面功能的医学学科,也就是功能障碍的预防、诊断、评估、治疗、训练和处理的医学学科。康复医学的对象包括各种原因引起的功能障碍者,老年人群是康复医学的主要对象之一。运动疗法、作业疗法、言语疗法等是现代康复医学的重要内容和手段。

康复医学包括康复预防、康复评定和康复治疗。康复预防也分为三级:一级预防是预防各类疾病伤残造成身体结构损伤的发生;二级预防限制或逆转由身体结构损伤造成的活动受限或残疾;三级预防防止活动受限或残疾转化为参与受限或残障,减少残疾、残障给个人、家庭和社会造成的影响。

残疾管理是健康管理的一项具体策略,具有独特的健康效益,对管理对象重返社会有重要的意义。康复医学尤其是三级康复预防策略对健康管理中残疾管理的开展有重要指导意义。

3. 保健医学

保健医学是随着现代医学模式的发展而产生的,以全民健康长寿为目标,以健康教育、健康促进和健康管理为主要服务内容的实践性医学科学体系。

保健医学是继临床医学、预防医学、康复医学之后的"第四医学"。随着恩格尔"生物-心理-社会医学模式"的建立,健康概念(生理健康、心理健康、社会健康、生态健康等)的丰富和亚健康理论的发展,保健医学具有了更加广泛的含义,涉及生物医学、公共卫生、经济文化、社会保障、健康产业等诸多领域。

在我国,保健医学更多由临床医务工作者参与和主导,结合我国社会主义医疗卫生制度的特点,实践意义上的临床保健医学工作内容主要包括:提高全民自我保健意识,普及健康生活方式(健康教育);加强常见病防治,构建全覆盖医疗网络(健康促进);坚持预防为主,始终以提高生命质量为目标(健康管理)。

健康服务与管理专业的学科知识较为广泛,但需要指出的是虽然需要纳入多个学科作为它的组成部分,但并不需要纳入这些学科知识或学科体系的全部,而只需包括这些学科中与健康管理业务密切相关的部分。而且健康服务与管理也有自身的特点:首先,更强调主动预防和自我管理,从疾病源头和生命开始就防范各种健康和疾病风险因素,从而预防控制各种疾病或损伤,筑牢慢性病防控的上游防线,进而有效控制慢性病的"增量"。其次,健康服务的对象是健康人群和亚健康人群,以及慢性病风险人群和慢性病早期康复人群。再次,健康服务与管理以健康检测、监测、健康风险评估和非药物干预为基本方法和手段,以健康信息采集和分析评估、个体化健康解决方案与健康跟踪管理为基本环节,以全面系统连续和全生命周期的健康管理服务为基本模式,并建立与临床路径不同而又有联系和区别的路径。最后,健康服务与管理研究实施的重点是慢性风险因素的全面管理或风险控制,实施的基本策略是零级预防或关口前移,主要包括:全人类的健康素养和健康自我能力的提升,慢性病风险因素筛查与高危人群的管理,强化不良生活方式改善管理以及慢性病早期康复管理等。因此健康服务与管理是在既有学科基础上融合创新,形成的一个全新专业平台和知识体系。

第三节　专业学科的研究内容

健康服务与管理是公共管理的一个新兴而重要的领域,其具有管理活动涉及的一般要素,即管理主体、管理客体、管理目的和目标、管理方法以及管理环境。这些要素明晰了健康服务与管理研究的几个基本内容,即健康服务与管理由谁来管理? 管理什么? 为什么要管理? 怎么样管理? 在什么条件下管理?

一、健康服务与管理的主体

研究健康服务与管理必须明确健康服务与管理主体的概念和科学含义,即要明确由谁来进行管理。由于我国健康服务与管理研究还处于探索阶段,目前对健康服务与管理范围的界定还不清晰,因此对健康服务与管理主体的界定也在探讨之中。但是关于健康服务与管理主体,应当至少包含以下几点:

(1) 政府:宏观的健康管理包括国家医疗及健康服务的总体方向、目标和工作重点,以及国家对总体健康资源的管理,随着我国逐步步入老龄化社会,慢性非传染性疾病的发病率呈现快速上升趋势,慢性病导致的疾病负担在总疾病负担中占据主导地位。我国政府提出一系列健康促进、预防疾病和健康管理宏观策略,如 2013 年国务院发布了《国务院关于促进健康服务业发展的若干意见》,2014 年国务院发布了《加关于加快商业健康保险的若干意见》。2016 年"健康中国 2030"战略等政策的制定,表明国家已经把卫生工作的重点从注重疾病诊治转向生命全过程的健康监测,疾病预防与控制、预防与诊治并重,对整体健康资源的管理有了权威的统筹规划。因此,政府是健康服务与管理的宏观主体,只有政府才具有相应权威进行顶层设计,实现统筹规划。

(2) 健康管理组织:健康管理的组织形式是指完成健康管理这个过程的

各种组织结构、组织制度、组织场所所构建的系统,该系统构建者包括政府、事业单位、企业、公益机构等,虽然构建者不同,但其组织形式主要包括社区健康管理组织、学校健康管理组织、工作场所健康管理组织及医院健康管理组织。健康管理组织是健康服务与管理的中观主体,具体承担健康资源的组织和运用。

(3)健康管理师:健康管理师是健康服务涉及的众多职业之一。在以健康管理为指导的服务过程中,一方面健康管理师不是全部服务的提供者,另一方面健康管理也不是健康管理师的专利。然而,健康服务因其安全性、有效性和特殊性有别于其他服务类型,需要一个专门的职业岗位来了解顾客健康状况及需求,组织服务资源,以形成服务系统,并通过服务组织、实施及评价、改进等管理的手段,代表服务提供者向顾客进行服务的交付。健康管理师不同于医师、护师、公共营养师等传统健康服务职业,它是一种以健康管理理念为指导,组织健康服务团队和服务资源,为顾客提供健康服务的职业。健康管理师的职业定位应该是在健康服务机构中结合本机构的服务资源及服务对象需求,以健康管理的理念进行服务、方案设计,并由服务组织实施服务评价及改进的健康服务人员。

(4)公民个人:在健康管理中,无论哪种健康组织形式都需要被服务者个体的配合。只有个体拥有正确的健康管理理念和知识,配合各种健康管理的活动,也成为健康服务与管理的主体,才能实现真正有效力的健康管理。

二、健康服务与管理的客体

健康服务与管理客体研究就是要研究管理的对象或管理内容。由于健康服务与管理是一门新兴的学科,不同的研究者从不同的视角进行研究,所以对于研究对象的界定也各不相同。总体而言,健康服务与管理的客体就是健康服务活动。对于人的群体来讲,主要是发现健康问题、解决健康问题和预防健康问题;对人的个体来讲,主要是了解健康信息、评估健康状况、干预健康状态和改善或促进健康。具体而言,关于健康服务与管理客体可以从健康服务和健康管理两个维度理解。

健康服务以维护和促进人民群众身心健康为目标的社会服务形态,一般涉及统筹多种职业岗位、技术方法、设备物品、场所环境等服务资源。

健康管理是一种促进和维护健康的思想方法及过程,健康管理是以维护和促进健康为目标,应用管理的手段调动个体、群体以及整个社会的积极性,通过科学有效的检测、监测、分析和评估,对个人与人群健康进行预测、预防干预和评价,并利用各种资源获得最大健康效益的过程。同时健康管理既是一种健康思想,也是一种管理方法。健康管理的思想及方法在公共政策制定、组织机构管理、社会文化传播推广等方面也都起到了指导性作用。

综上所述,健康服务与管理是研究健康服务与管理中存在的现象的一门科学,它是研究提供健康服务的基本过程和基本规律的科学。

三、健康服务与管理的目的和目标

健康服务与管理的目的研究就是要研究为什么要进行健康服务与管理。健康服务与管理的目的是各项健康服务与管理的出发点和归宿,也是评判健康事业和健康产业发展状况的重要标准之一。目前,关于对健康服务与管理的目的认识基本达成一致,认为健康服务与管理的目的就是满足社会公众及公民个人的健康需要,维护社会共同健康利益。

健康服务与管理的目标是:在新的医药卫生体制改革方案下,紧密围绕我国政府建设高水平小康社会的总体要求,创立现代健康管理创新体系,创新服务模式与技术手段,使慢性非传染性疾病得到有效控制,在实现大幅度提高国民健康素质与健康人口构成比例,提高国民平均期望寿命和健康寿命这一目标的过程中发挥重要作用。还应使健康管理相关产业成为国家拉动内需,扩大消费的民生工程和新的支柱产业之一,成为引领和推动中国科技与产业发展的重要领域,最终使我国成为健康管理与健康服务强国。

四、健康服务与管理的方法

健康服务与管理的方法研究就是研究如何进行健康服务与管理。健康服务与管理的方法就是健康服务与管理主体为了实现健康服务与管理的目的而对健康服务与管理客体采取的管理方式、手段和措施。健康服务与管理作为管理科学的一部分,也遵循管理学的一般规律,管理的基本职能诸如计划、组织、领导和控制等同样适用于健康服务与管理,成为健康服务与管理的基本方法和手段。如何结合各项健康服务与管理的具体情况,选择科学、合理的管理方法和手段,是健康服务与管理的重要内容,必须加以认真研究。

从目前的研究来看,健康服务与管理的方法形式多样,宏观的方法主要是战略管理的方法、社会管理的方法、公共政策的方法。微观的方法主要是生活方式管理的方法、需求管理的方法、疾病管理的方法、灾难性病伤管理的方法、残疾管理的方法和综合的群体健康管理的方法等。这些方法各有特点并有其优势和局限性。一般情况下,管理者会综合运用这些方法。

五、健康服务与管理的环境

健康服务与管理的环境研究就是研究健康服务与管理的条件,即在什么条件下进行健康服务与管理。

任何管理活动都是在一定环境和条件下进行的,健康服务与管理活动也不例外。健康服务与管理环境包含着诸多的因素,内容广泛、复杂。一般情况下,健康服务与管理的环境分为内部环境和外部环境,即健康服务与管理主体系统赖以存在和发展的内外部条件的总和,也可以说是影响健康服务与管理主体及其活动方式、活动过程的内外部条件的总和。这里的内部环境主要指健康服务与管理机构内部的各种关系和要素组合(包括内部资源管理问题、内部组织管理问题)等。外部环境则主要是指健康服务与管理机构之外的影响因素,诸如政治、经济、地理、人口、文化、民族、宗教等。

进行健康服务与管理活动,必须研究各项影响和作用于健康事业和健康产业发展的政治、经济、文化和社会等环境。通过对环境的研究,确定健康服务与管理的影响和制约因素,为制定和实施科学、合理和有效的管理措施提供依据,进而达到预期管理目标。

第四节　专业学科的研究方法

健康服务与管理作为一门新兴发展起来的跨学科的、实践性的应用型专业,从学科归属来看,它虽然是公共管理的一个重要的分支学科,但有属于自己的独立的研究领域。健康服务与管理的研究方法具有动态性、层次性、多维性、综合性、创新性。由于健康服务与管理学科是建立在管理学、医学等学科基础上,所以从某种意义上来说,健康服务与管理学科的研究方法也是借鉴这些学科的研究方法而逐步发展起来的。以下是健康服务与管理专业的几种主要研究方法:

一、历史研究法

历史研究法是运用健康服务与管理理论和实践的历史文献资料,按照时间发展的顺序探寻过去事件发展轨迹中某些规律的研究方法。历史研究法是一种比较研究法,是以过去为中心的研究方法,通过对现存历史资料中的信息进行描述、分析和解释过去的过程,进而帮助理解现实问题以及预测未来发展趋势。任何健康服务与管理活动和现象都不是孤立存在的,都有其发生的历史背景和发展的历史进程。因此研究健康服务与管理中的概念、理论和规律,都应该将其放在一定的历史条件下进行,追根求源,追溯事物发展的轨迹,探究其发展轨迹中某些规律性的东西,这样才能了解其来龙去脉,把握其实质所在。同时历史研究法又使我们可以借鉴历史上关于健康问题的经验教训,既服务于现在,又有助于预测未来。

二、案例分析法

案例分析法是指通过对具体发生的某些事件或现象进行客观描述和解释,从健康服务与管理发生发展情境中去发掘事件本质,总结经验教训,以找到问题答案的研究方法。案例分析法最初起源于20世纪初的美国哈佛大学医学院、法学院,后来经过哈佛商学院的推广与发展,逐步成了一种十分成熟的研究方法。目前是工商管理、法律、公共管理、社会工作等应用性社会科学中最常用的研究方法。案例分析法运用在健康服务与管理的研究中一定要针对具体的场景来进行,对健康服务与管理案例发生的背景、发生过程、出现问题等要进行全面、系统的评价,分析其中成功和失败的因素,进而提出相应的对策建议。案例分析中案例的选取一般要求来自实际,能结合健康服务与管理的相关理论进行分析,需有助于研究者和学习者展开双向的交流和思维碰撞。实践证明,案例分析法对于健康服务与管理的研究与教学都是行之有效的。

三、比较研究法

比较研究法是指对两个或两个以上的事物或对象加以对比,寻找其异同,对事物的本质和规律予以准确认识的一种分析方法。比较研究法是社会科学研究中的一种比较常用的研究方法,根据比较的内容,一般可以分为横向比较和纵向比较。横向比较是指对空间上同时并存的事物的既定形态进行比较。纵向比较则是时间上的比较,即比较同一事物在不同时期的形态,从而认识事物的发展变化过程,揭示事物的发展规律。我国健康服务与管理的研究起步相对较晚,在我国当前健康问题的研究中,必须借鉴国际上的健康服务与管理经验教训以及我国健康服务与管理不同时期、不同体制下的经验教训,通过横向和纵向的比较研究,认清我国健康服务与管理历史、现状和未来发展方向,进而促进健康服务与管理的发展。

四、实践抽象法

实践抽象法是指对健康服务与管理实践和行为中的既有经验、办法以及思维方式进行总结、概括和抽象,形成新的健康服务与管理的理论和方法。健康服务与管理是实践性较强的学科,需要对管理学和医学实践过程中形成的一些较稳定和定型化的操作方法和思维方法进行总结、概括和抽象,凝练提升为系统的理论。实践抽象法遵循"实践—理论—实践"的思想,即从实践中来,到实践中去。在健康服务与管理中运用实践抽象法有助于帮助理论研究者和实务操作者提升确定问题、分析问题以及解决问题的能力。

五、实验分析法

实验分析法源于自然科学,现在也被广泛运用到社会科学研究中来。实验分析法是指根据客观现实,通过情景控制模拟场景,将研究所涉及的各种要素,按照预先设计的步骤展开,观察和探索要素之间关系的研究方法。健康服务与管理的实验分析法不同于自然科学的实验分析法,因为存在着许多无法像自然科学实验中精确测量和分析的因素。即使能够排除人为和与实验无关的干扰因素,但研究过程始终都有人的参与,不能完全做到价值中立,此外社会环境的多变性也会对实验结果产生影响。所以,从严格意义上来讲,健康服务与管理的实验分析法是一种准实验分析。我国健康服务与管理领域里很多政策在推广之前都先行试点,等试点经验成熟后再推行到更大范围实施,在某种程度上来说就是一种实验方法的运用。目前,医学和管理领域较为常用的对比实验、可行性实验、模拟实验等,都已综合运用到健康服务与管理的研究中。

六、统计分析法

现代健康管理是以统计学为基础之一的,统计学通常被定义为关于数据收集、表达和分析的普遍原理和方法。主要内容包括统计设计、统计描述和统计推断。统计设计包括调查设计和实验设计,是研究项目的基础,是项目能否成功的第一步;统计描述是对原始数据进行归纳整理,用相应的统计指标表示研究对象最鲜明的数量特征,必要时运用统计表或统计图进行直观表示;统计推断是在统计描述的基础上,对统计指标的差别和关联性进行分析和推断。在健康服务与管理中,对数据的收集、结果描述、分析和评价等都需要用到医学统计学。如疾病危险性评估中的多因素模型法建立在多因素数理分析基础上,采用统计学概率论理论的方法,得出患病危险性与危险因素之间的关系模型。

📖 思考题

1. 简要谈谈健康管理学科形成的意义是什么。
2. 简要谈谈医学和管理学对健康服务与管理的支撑有哪些。
3. 健康服务与管理专业的研究方法有哪些?

>>>>>> 第四章
健康服务与管理专业课程体系

内容提要 ··

　　健康服务与管理专业课程体系的设计结合后疫情时代,预期培养学生可以从事个体和群体在营养、心理两方面的健康检测、分析、评估以及健康咨询、指导,危险因素干预,疾病预防,社区健康管理,健康维护等工作。健康服务与管理专业培养拥有较高的健康素养的专业人才,专业定位综合了营养、心理咨询、体检、预防医学、健康教育、医学信息管理等。健康服务与管理专业人才为大众提供健康管理一系列相关服务,帮助提高个人疾病抵抗力、环境适应力,预防致病因素对身体的侵害,让每个人都能成为自己健康的第一责任人,体现出科学规范进行健康管理的重要性。

第一节　课程设计思路

根据习近平总书记在卫生与健康大会上的讲话精神和《"健康中国2030"规划纲要》的总体发展思路,在中国独立设置"健康学"一级学科势在必行。"健康学"学科的建立和人才培养将成为落实健康中国的抓手和保障,也为该学科发展明确了定位。

健康服务与管理专业课程设计要体现与时俱进的精神适应健康服务业市场发展的需求,应围绕实际操作技能和解决健康服务问题的能力要求,用医学和管理学手段为健康服务业健康、有序、科学发展提供专业支持。课程设置方面尽量考虑与可以报考的相关硕士专业课程衔接。本专业可能报考的硕士专业有健康管理、社会医学与卫生事业管理、社会保障,具体考试科目有社会医学、卫生事业管理、卫生统计学、流行病学、公共管理、社会保障等。

一、课程简介

结合大健康产业人才市场调查,我们认为健康服务与管理专业人才需要打好扎实的医学基础,然后再学习健康管理相关技能。目前国内医学院校对健康服务与管理专业的课程设置基本包含理论课程与实践课程两大方面。理论课程,在必修课方面多以公共管理学与现代医学为主干学科,主要包括社会医学、卫生事业管理学、医院管理学、健康管理学、临床医学概论、流行病学等。在选修课方面,各院校差别较大,但不乏特色。实践课程主要以课内实验、课内见习、暑期见习、毕业设计(论文)、毕业实习以及第二课堂为主。

通过开设医学基础、管理学基础和信息学基础相关课程,为学生的健康管理核心技能提供专业理论基础;通过开设健康教育、健康风险评估等专业课程,提升学生的健康服务与管理的核心技能;通过健康保险方向和社区慢病管理方向拓展模块课程,为学生就业提供更加精准的职业技能培训。另外,通过结合健康产业热点和需求设置的选修课程,注重学生个性化专业发展,开阔学生的视野。

二、课程设计的思路

(一)设计思路

专业课程的设置,不仅是院校对该专业人才培养目标定位的直接表现,同时也是保证学生未来适应社会需求的根本。保证学生获得完整知识结构,是决定人才综合素质满足社会需求的关键。专业课程使学生掌握必要的专业基本理论、专业知识和专业技能,了解本专业的前沿科学技术和发展趋势,培养学生分析、解决本专业范围内一般实际问题的能力,它包括专业基础课程、专业核心课程和专业方向课程。

特色专业课程的设置,是院校培养优质人才的基础,更是保证人才拥有较强竞争力的前提。因此,院校在开展健康服务与管理专业课程设置时,应根据专业培养目标以及院校特色优势开设特色课程,凸显课程亮点与优势。如海南医学院健康服务与管理专业以旅游医学为特色,开设旅游医学等特色课程等。同时,医学院校可在选修课方面进行探索创新。如上海健康医学院,除开设一般选修课程外,创新性开设包括健康保险、健康企业管理和社区慢性病管理三大模块的专业拓展选修课,方便学生进行专业拓展,就业方向与优势明显。基于这个原因,南京中医药大学健康服务与管理专业在设计通识课程、专业基础课程、专业课程、专业拓展课程和选修课程的基础上,开设中医特色课程凸显中医院校特色。中医在我国有着悠久的历史,被誉为"国粹",许多中医理论及常识在国民的心中已经有着坚实的基础,因此积极推行中医健康服务符合民心。中医健康管理的目标是在中医"治未病"理论指导下,以状态为核心,通过状态辨识、风险预警、调理干预、评价反馈,最终实现"未病先防、既病防变和瘥后防复"的目标。通过开设中医治未病学概论、中医养生学、中医老年病学、营养与食疗学、运动医学等系列中医特色课程,从防病、护理到康复,真正体现中医健康服务管理优势。

通识课程是指除专业教育之外的基础教育课程。如果说专业教育旨在培养学生在某一知识领域的专业技能和谋生手段,那么通识课程则要通过知识的基础性、整体性、综合性、广博性,使学生拓宽视野、避免偏狭,培养独立思考与判断能力、社会责任感和健全人格,也就是教育他们学会做人。通识课程包括自然科学与技术基础和人文社科基础课程。

实验和实践教学是围绕该专业人才培养目标,通过合理的课程设置和实习等实践教学环节的优化配置,建立起与理论教学体系相辅相成、着重培养创新精神和实践能力的教学内容体系。较为完善的健康服务与管理专业实验和实践教学环节应包括实验教学、专业实习、毕业论文和课外实践四个环节。

(二)健康服务与管理专业综合课程体系

综合全国124所开设健康服务与管理专业的高校,本专业课程体系大致分为:

专业基础课(13门):高等数学、管理学基础、公共管理、社会保障学(含健康保险)、公共政策学(或健康政策学)、卫生统计学、流行病学、社会医学、卫生事业管理、健康经济学、基础医学概论、临床医学概论、中医学概论。(说明:因为要与考研课程目录对接,管理学基础、公共管理、社会保障、卫生统计学、流行病学、社会医学、公共政策学、卫生事业管理、健康管理学的课程名称要保留。)

专业课(12门):健康学(或健康服务与管理导论,含健康保障国际比较)、健康信息管理、健康管理学(含慢性病管理)、中医养生学、食品与营养卫生学、健康心理学(含咨询)、运动健康学、环境健康学、健康检测与评估、职业健康服务与管理、社区及老年健康服务与管理、健康管理技能与实训。(说明:教育部本专业人才培养方案中有慢性病健康管理、康复医学基础、基础护理学三门课程。有的院校把慢性病健康管理内容放到健康管理学中,突出具体方法学习;有的院校把康复、护理及照护内容分别放到职业健康服务与管理、社区及老年健康服务与管理中,表示本专业课程要突出非医疗行为及能力的技能操作。健康检测与评估应包括诊断学基础、康复评定、心理评估、营养评价、睡眠评估、体适能评估等专业基础内容。职业健康服务与管理、社区及老年健康服务与管理主要是实操课程,应包括医疗技能及非医疗技能知识学习。)

选修课(8门):应用文写作、管理沟通技巧、社会调查方法、健康教育学、健康品质管理、健康旅游学、健康产业学、健康物联网应用。（说明：本专业学生需进行三年理论学习＋一年实习和毕业论文，专业课程在 30～32 门比较合适。选修课主要是一些本专业所需的技能知识课程。总体课程体系设计主旨在于管理学基本原理和方法的学习，突出学生健康服务业实践能力知识和技能的培养，与临床医学、中医学、预防医学、康复医学、护理学从课程名称和学习目标上都有差别。）

（三）南京中医药大学健康服务与管理专业课程体系设计特点

1. 突出人文社科领域的基础理论知识

几个模块涉及人文社会科学的知识领域，广泛涉及社会学、组织行为学、心理学、经济和管理学的基础知识；正如健康服务与管理专业的名称一样，"服务"和"管理"的知识是基础，因此南京中医药大学健康服务与管理专业的课程体系要求学习者了解沟通技巧，以便能够更好地向受众传授健康信息检索和利用的技巧。课程设置强调了学习者在学习中不仅应掌握医疗健康相关知识，还要结合人文社会科学领域知识理解健康管理学。

2. 注重培养学生的健康信息能力

强调要求学生必须掌握大量医学相关知识的同时，也强调培养学生的健康信息能力，包括健康信息获取能力、健康信息搜寻能力、健康信息评价能力、健康信息整合能力、健康信息沟通能力、健康信息表达能力等。健康信息能力与健康信息资源密切相关，课程中设计了有关健康信息资源的课程。教师对常用的文献数据库资源、网站资源、大众媒体资源进行分课时介绍，课程中要求学生围绕主题进行文献阅读、观看相关视频并参与实践活动，形成对健康信息服务的深刻理解。

3. 授课形式和授课层次丰富多样

采用不同的授课形式和丰富的教育层级，以最大程度地发挥教育的效果。课程有网络课程和面授课程两种形式，通常来说上网课所需的学时要更多些。课程体系设计要求学生除了具备可以为健康咨询提供服务的基本能力以外，如果想谋求更好的职业发展，需要提高对管理能力培养，应掌握更多的文化与健康素养、科技与健康、道德和法律问题等核心能力。要求学生不止停留于为用户提供健康信息的层面，还要求学生紧跟时代的脚步掌握新兴技术。健康服务与管理专业在全国范围有专科、本科、硕士三个教育层次,每个教育层次对学习者的培养目的稍有不同。总体来看:专科层次要求掌握基本概念、方法和相关技术,并学习与掌握一定的管理知识;本科层次除了要求具备基础知识外,还需掌握一定的分析技能;硕士层次则要求具备综合分析能力,以应对非结构化的健康服务管理场景。

4. 突出对职业道德和职业精神的培养

健康与个体密切相关,健康服务与个人隐私紧密相连。因此,健康服务与管理从业者需要具备相应的职业道德素养,并在未来职业活动中严格遵守这些职业规范。南京中医药大学健康服务与管理专业的课程教学环节,都突出了对学习者职业道德和职业精神的要求,强调学习者需要保护用户健康数据和隐私,并掌握有关健康的法律法规,可见对职业道德教育的重视。

(四)课程体系具体构建说明

1. 构建基于一级学科的课程体系

从人才培养目标出发,分析人才应具备的能力素质,论证支撑能力素质所必需的知识结构,开展与此相适应的一级学科课程体系建设。课程设置、教学内容、教师选派均立足一级学科,紧紧围绕一级学科本科生人才培养目标,开设与人才知识结构要求相匹配、能力素质要求相适应的一级学科平台课程,初步构建起学校公共课程平台、高质量的一级学科专业基础课程平台和特色鲜明的选修课程平台相互补充,互为依托的科学、完善的课程体系,

2. 构建分层分类个性化课程体系

对"基础"专业课程重点传授基本知识,注重科学知识的广度,并适度介绍学科前沿理论和相关应用技术。对专业课程着重深入讲解重要理论和先进健康管理方法等,突出学科领域最新研究进展,介绍分析学科前沿进展及启示,培养学生的创新性思维。

3. 构建全时全维课程教学资源体系

积极引入互联网课程教学,充分发挥网络优势,尝试开展网上考核,通过在线自动评分、学生自评、学生互评等进行作业评定,在规定的时间内参加考试,获得考试成绩和学分。这种授课方式充分适应了个性化教学需求,

提高了整体教学效率和效果。在课堂教学中,利用"雨课堂""学习通""腾讯课堂"等信息化教学工具,"研讨式""案例式"等教学方法充分发挥学生主观能动性,充分激发学生创新思维能力。

4. 构建理论与实践相融合的课程体系

理论和实践相融合的课程体系不但可以推动理论教学水平,同时也可以进一步拓展实践教学的平台与渠道。健康服务与管理专业理论与实践相融合的课程体系设计,有利于培养出更高素质的专业性健康服务与管理人才,对整个健康产业的发展都有很好的推动作用。理论和实践融合培养人才的做法还可以让老师和学生共同成长,教学相长、相得益彰。

5. 健康服务与管理专业课程建设的内容与方法

课程建设包括课程模式建设和教学模式建设。课程模式建设方面,开发健康管理理论课程,根据专业特性和学生特点,按照能力培养循序渐进的原则序化课程,编制课程目标、课程内容等框架计划,也就是建立课程标准;教学模式建设方面,在健康服务与管理专业人才培养目标及教学理论指导下,对教学目标、教学内容、教学结构、教学手段方法、教学评价进行概括。

第二节　课程设计原则

一、概述

新中国成立特别是改革开放以来,我国健康领域改革发展成就显著,人民健康水平不断提高。同时,我国也面临着工业化、城镇化、人口老龄化以及生态环境、生活方式不断变化等带来的新挑战,需要统筹解决关系人民健康的重大和长远问题。我国健康管理业无论在机构、数量还是在服务对象和服务内容方面,都有很大的需求空间。健康服务业是一个范围较广泛的行业,健康服务与管理专业的学生要适应市场如此大跨度的就业要求,在专业知识结构及课程设计上会有很大难度,如何适应市场需求,灵活调整课程和知识结构成为教学模式改革的重点。应探索新办专业"健康服务与管理""以市场定专业方向,以需求定教学内容"的人才培养模式,使这个新专业走出一条适应市场,就业率高,满足国家8万亿健康产业人才需求的培养之路。

二、健康服务与管理专业的发展前景

2016年发布的《"健康中国2030"规划纲要》是其后15年推进健康中国建设的行动纲领,是新中国成立以来首次在国家层面提出的健康领域中长期战略规划。2017年1月22日,国务院办公厅发布了《中国防治慢性病中长期规划(2017—2025年)》,这是首次以国务院名义印发慢性病防治规划。2019年7月18日,《健康中国行动(2019—2030年)》启动仪式在北京举行,为健康中国计划的推进又迈出了历史性的一步。在中国政府的政策导向下,健康管理的发展会得到学科建设、人才培养和学术研究等方面的支持。

(一)高等院校健康服务与管理人才培养和科学研究

为了应对健康管理巨大的市场需求,截止到2020年,教育部先后批准了全国109所高校开设健康服务与管理本科专业并招生,其中包括"985"和"211"大学,这些高校将为健康中国战略实施输送人才。

(二)健康管理师职业培训

健康管理师是从事对人群或个人健康和疾病的监测、分析、评估以及健康维护和健康促进的专业人员。健康管理师是卫生行业特有的国家职业,其国家职业资格证书是对持证人从事健康监测、健康评价、健康维护、健康促进等相关工作技术水平的认证,是其具有相应专业水平的证明,由该职业全国唯一认证单位——国家卫生和健康委员会职业技能鉴定指导中心负责其职业技能鉴定相关工作。健康管理师、执业医师、全科医生将成为中国健康管理的重要人才储备资源,在健康中国建设过程中发挥重要作用。国家健康管理师起初由国家人社部进行统一鉴定,2017年后为了加强行业监管,改由国家卫计委(现卫健委)开展全国鉴定。正式鉴定开始于2018年。

总之,在一系列国家政策的推动下,我国健康服务领域近年来也取得了显著进步,但是从总体上看,健康服务供给不足与公众需求不断增长的矛盾依然突出,面向公众的健康素养教育和健康服务能力亟待加强。在此背景下,为完成提升全民健康素养这一健康中国行动的总体目标,完善健康服务,成为健康服务与管理教育的重要诉求,凸显了构建我国高质量健康服务与管理教育体系的重要性——不仅有利于培养提供健康服务管理的人才,而且能为面向公众的健康服务管理提供有效资源。

第三节　基础课程与核心课程介绍

一、专业培养目标及业务培养要求

（一）专业培养目标

健康服务与管理专业旨在培养系统掌握健康服务与管理专业基础理论、应用技能和创新能力,能在医院体检中心、社区卫生服务中心、学校、健康管理咨询公司、健康服务机构、养老机构等医疗、健康、文教、企事业单位从事健康风险评估、健康管理、健康教育与健康促进、慢性病日常管理等工作的复合型人才。

（二）业务培养目标

本专业学生主要学习现代健康服务与管理基础知识,熟悉信息化时代健康服务与管理的评估方法、管理体系和运作规律;掌握健康服务必备的理论和实践技能,在毕业时达到健康管理、公共营养、心理咨询等方面的执业能力,胜任与健康、文教、社会保险等相关的企事业单位内部的健康服务与管理工作。

通过学习,学生应具有扎实的基础知识,掌握高等数学、计算机应用、英语等基础理论知识;具有扎实的公共事业管理基础知识,掌握管理学、公共事业管理学等基本理论和应用;具有扎实的健康服务与管理方向知识,掌握健康管理、健康教育、健康评估、社会医学、卫生统计学、中医养生学、健康心理学、运动医学、营养与食疗学、针灸学、推拿学等的基本理论与应用;了解医药学基础知识;了解国内外健康服务与管理业理论前沿及其发展态势等知识。

通过学习,学生应具有相应的外语水平和计算机应用技术,具有文献检索、资料查询的基本技能,有初步的科学研究和实际工作能力;具有进行健康数据收集、处理和基本统计分析的能力;具有较强的文字表达、信息处理、人际沟通等实际工作能力;具有运用健康服务与管理的专业知识和技能,解决实际问题的能力;具有从中西医临床、心理、营养、饮食等角度采集和管理个人或群体的健康信息,评估个人或群体的健康和疾病危险性,开展个人或群体的健康咨询与指导,制订个人或群体的健康促进计划,开展健康管理技术应用的成效评估的技能;具有进一步自主获取知识的能力。

通过学习,学生应具有坚定的政治方向,热爱社会主义祖国,拥护中国共产党的领导,具有较强的政治素质;具有科学的世界观、正确的人生观和价值观,富有强烈的社会责任感,具有健康的身体素质、心理素质和健全的人格;具有遵纪守法、爱岗敬业、团结协作、乐于奉献和勇于创新的职业素质。

二、主干学科和主要课程

按照《"健康中国 2030"规划纲要》涵盖了中国健康事业发展和推动的总体战略、指导思想,涉及健康生活、健康教育、健康服务、健康保障、健康环境、健康产业等方面,参考 WHO 关于健康包括躯体、心理、社会适应力和道德健康的概念,健康服务与管理专业的主干学科是:管理学、医学。

主要课程:临床医学概论、中医学概论、基础医学概论、全科医学概论、管理学、公共事业管理概论、公共政策学、卫生事业管理学、健康评估、流行病学、中医养生学、健康信息管理、健康教育、健康管理学、预防医学概论、社区慢性病管理、社区健康管理、中医老年病学、社区康复学等。

三、健康服务与管理专业业务教育的基本要求

(一)明确健康服务与管理专业的教学目标

浙江中医药大学 2016 级到 2020 级健康服务与管理专业学生的毕业去向,医院、卫生医疗机构、健康管理企业占比 52%,事业单位、出国、考研、选调、考公占比 29%,自主创业、灵活就业占比 12%,暂不就业(为了继续考研、考事业单位或考公)占比 7%。从目前已就业学生的工作情况来看,学生在

校经过系列课程的学习包括实习、见习、毕业设计环节后,进入社会工作,能很快适应工作岗位对人才能力的需求。为进一步提升学生在校获得的专业能力与社会实际工作能力,更好地满足用人单位需求,突出应用型人才培养特色,基于广泛的行业调查、专家意见和多年的办学实践,计划在新版课程体系中开设与健康服务热点相关的课程。

(二)对健康服务与管理专业教学任务的分析

健康服务与管理专业课程体系设计除了让学生掌握必要的科学知识,形成专业的学习技能技巧和一般的学习技能技巧。还要对学生进行德育教育,形成学生的世界观,形成他们道德的、劳动的、审美的和伦理的观念、观点和信念,形成在社会中相应的行为方式和活动方式,即培养人所必须具备的个性品质。此外也引导学生开展足以发展感性知觉的各种活动,使其运动、智力、意志、情感、动机等得到一般发展,个性得以全面和谐地发展。

(三)结合思政教育、创新创业教育设计教学模式

健康服务与管理专业结合当下教育主流,在课程体系中穿插思政教育、创新创业教育,设计课程教学模式。思政课程可以重构教学内容,每个模块都注重培养学生团结协作、勇于实践、乐于劳动、敢于探索的精神以及诚实守信、不畏挫折、懂得感恩、懂得珍惜的优秀品质,增强他们的社会责任感和风险防控意识,激发他们学习的内在动力,变被动学习为主动求知。双创教育可以通过身边创业者的故事去影响学生,给予学生创业启发。也可以设计创意项目要求学生尽量结合专业进行项目选择和调研,让学生主动学习专业、研究专业。对于一些优势比较突出的项目,创业教师会同专业教师一起进行理论和实践指导,师生共同研究,共同创业。

四、健康服务与管理专业课程建设思路

高校健康服务与管理专业的教育目的是为健康服务业培养既懂业务又懂管理的实用性管理型人才,推进落实健康中国战略,大力促进健康服务业发展。健康服务与管理专业人才培养根据《"健康中国 2030"规划纲要》的总体战略和指导思想,就业范围应该涵盖中国健康事业发展的主要领域,包括健康生活、健康教育、健康服务、健康保障、健康环境、健康产业等六大领域。

本专业是一个新兴专业，它的教学内容涵盖了医学和管理学两个学科的知识。同时，本专业的学科定位并不像护理、临床医学、中医学、康复医学、预防医学等专业一样重视医疗技能，而是着重于非医疗行为及能力的技能培养。另外，本专业的口径过宽，行业归属、就业岗位的选择面较广。针对健康服务与管理专业自身的特点，提出以下几点课程建设的思路：

（一）发展思想

课程建设与学科建设双管齐下，努力创建知识、能力和素质三位一体，有机结合的课程体系。课程建设与专业调整同步进行，以本科专业重点课程建设为主，推动其他专业的课程建设。以主干课程为建设重点，逐步优化课程体系，使其适应应用型高级健康服务与管理人才的培养目标。

（二）建设目标

建设目标包括两个方面：一方面，优化课程体系，制定课程标准，与时俱进不断开发新课程；另一方面，积极探索培养健康服务与管理人才的教学新模式。

（三）实施措施

1. 课程教改

培养具有国际视野和竞争力的高素质健康管理人才任重而道远，以重视实践教学为目的的课程改革尚不成熟，课程质量保障体系和学生能力评价体系方面有待完善。课程教改秉承"以学生为中心"的教学理念，遵循医学和管理学教育规律，充分了解并尊重学生的意见，正视改革中的问题，并通过科学、循证、持续地改革去消除这些问题，获得师生的肯定。

2. 编写教材

在教材建设方面，按照学院制定的要选用高水平的教材的策略，积极选用教育部推荐的获省部级以上奖励的教材或"面向 21 世纪课程教材"，或公认水平较高的优秀教材。教材结合本专业"以健康为中心"的能力培养要求，明确教材对应学科定位。教材要有利于激发学生的学习兴趣和潜能，反映学科的最新进展以及在社会中的广泛应用。教材内容要涵盖"国家健康管理师职业标准"相关内容并在理论体系上做相应深化和完善，实现学生发展需要和社会需要相统一。教学内容中体现学生综合素质、实践能力、终生学习能力以及创新思维能力的培养。

此外，积极参与编写本专业教材，目前第一轮计划参编的教材涵盖健康学(或健康服务与管理导论)、健康信息管理、健康经济学、健康政策学、健康管理学(含常见慢性病管理)、食品与营养卫生学、健康心理学、健康品质管理、健康教育学、管理沟通技巧等学科。

3. 专业课程体系设计的模块

公共必修课、专业基础课和选修课、专业课、实践环节(包括毕业设计)。

4. 专业主干课程要符合教育部颁布的本科毕业目录要求

基础课程作为专业课程的前修课程进行设定，兼顾学生考研的实际需求，打好扎实的基础；选修课程根据毕业生择业的要求以实用为主进行开设；主干课程围绕教育部相关说明开设；建设与课程配套的专业实验课程体系，加强实验、实践教学。

5. 加强图书资料建设

借助学校图书馆资源，积累优秀图书、报纸、杂志等资料。同时也积极积累优秀多媒体课件及资料，构建微课、慕课、网络课程课件，开拓视听教学模式，丰富教学手段。通过网络加强和全国范围内开设健康服务与管理专业的高校的交流，把握专业发展最新资讯。重视试题库建设，注重系部专业资料库的建设，成立系部的专业资料室。

总之，健康服务与管理专业课程体系的优化和创新是提升健管专业学生创新能力的基础平台，各院校应结合学校特色或者地方特色开设课程。要使本专业培养的学生具备竞争能力，仅知识面广是不够的，在培养他们掌握广博知识的同时，还要根据社会当前需要和未来发展需求、高校的办学特色或者地方特色进行课程设置，使学生具备某一方面的专业竞争能力。

第四节　实验与实践教学

南京中医药大学虽然不属于应用型本科院校，不以培养技能型人才为主，但也十分重视实践教学环节。南京中医药大学健管专业单独设置创新创业课程模块,包括大学生职业生涯规划、大学生就业创业指导等课程,分别在第一、第二学年的暑假安排创新创业实践。在第三学年,配合专业拓展课的模块选择,学生将根据自己选择的模块课程分别进入医院、保险公司、健康管理企业、社区卫生服务中心见习,了解健康管理企事业单位特点和操作环节,为后期学习各个模块课程增加感性知识以促进理解,提高理论教学效果。第四学年的第二学期进行为期 20 周 16 学分的毕业实习。毕业实习的目的是让学生能尝试着将所学知识应用于健康管理企事业单位的实践中,掌握健康管理和服务的具体实务,更加深刻地理解健康服务业的特点和内涵。

一、主要专业实验(实训)

(一)健康信息管理实验

实验目的:加深对应用健康信息管理课程基础理论、基本知识的理解,提高观察、分析和解决问题的能力,培养学生严谨的工作作风和实事求是的科学态度,使学生熟悉软件工程的规范,为学习后继课程和未来的科学研究及实际工作打下良好的基础。

主要实验内容:健康信息系统认识实验、健康信息系统设计、健康信息系统实施等。

实验教学方法:理论讲授与实验室上机操作。

学生学习方法:理论学习与实际操作相结合。

(二)卫生统计学

实验目的:使学生在掌握统计学基本原理与方法的基础上,选择正确的统计学方法解决卫生管理中的相关问题,根据计算机操作结果进一步做出统计学结论,并根据统计学结论得出专业性结论。

主要实验内容:一般性统计描述、t 检验、卡方检验、方差分析、秩和检验、回归与相关。

实验教学方法:操作演练、实验室上机练习。

学生学习方法:专业知识在现实中的应用。

(三)数据分析与数据挖掘

实验目的:通过 Matlab 数据挖掘软件的实践操作,使学生能够根据相关实验数据进行统计推断、构建数据模型等,并能有效结合专业特点进行人群健康数据及健康管理方面数据的分析。

主要实验内容:相关性与协方差、参数建模、图像处理应用、偏微分方程应用等。

实验教学方法:计算机操作。

学生学习方法:专业知识的实践分析。

(四)中医养生学专业实训

中医养生功法是中医养生理论中的重要组成部分,要求学生通过该实训掌握常见养生功法:太极拳、八段锦、五禽戏、易筋经、六字诀的修习方法,并使学生能够在临床中指导患者根据病症或在社会中根据不同人群进行选择修习。

传统中医养生技术实训要求学生,通过该实训掌握传统中医养生技术,并能够在临床中指导患者或者在社会中指导不同人群。该实训包括药食养生技术、针灸推拿养生技术、情志养生技术、四时养生技术、体质养生技术等,是中医临床健康养生指导的重要技术和手段。

(五)营养与食疗学实训

通过该实训,加强学生对理论知识的理解和应用,培养学生运用中医食疗学和营养学基本知识、基本技能以及为服务对象实施饮食护理的能力。该实训包括人体体格测量与评价、膳食调查及评价、糖尿病的膳食配餐、常见食疗方的制作。

(六)健康评估实训

通过该实训,培养学生收集健康资料的能力,对现存或潜在的健康问题进行全面评估的能力,实际动手和评判性思维能力。该实训包括问诊、浅表淋巴结检查、头面颈部检查、肺部检查、心脏检查、腹部检查、神经系统检查、心电图检查等。

二、主要实践教学环节

教学要紧密联系当前实际,充分发挥学生的学习主动性与积极性,培养学生独立地分析和解决问题的能力,使学生经过系统学习与实践,能够运用健康服务与管理专业知识和技能从事健康评估、咨询、指导与管理等相关工作。

主要实践教学环节是指健康服务与管理专业的见习,安排在第七学期,见习地点为学校附属医院(三甲)实习基地。校外见习可以强化学生操作技能,检验教学效果,有效缩短学生适应工作环境的时间。学院积极开展中高端见习基地建设,首批见习基地包括江苏省中医院、南京鼓楼医院、南京市中医院、江苏省中西医结合医院、苏州市中医院、无锡市中医院、常州市中医院、扬州市中医院。旨在通过毕业实习使学生加深对本专业知识的理解,加强理论联系实际的能力,提高实际操作能力,培养学生良好的职业技能和职业素质。

(一)目的要求

贯彻理论联系实际的原则,将课堂讲授的理论应用于实践,提高学生实际操作和沟通协作能力,在实践中培养学生独立思考、分析问题与解决问题的能力,培养良好的职业技能和职业素质。

1. 内外科室

熟悉常见疾病的诊断和鉴别技能、常规治疗方法、常用的基本操作技能。

2. 中医治未病中心

了解中医"四诊八纲"的基本知识,初步学习中医相关知识及推拿、艾灸等传统疗法中心技能的临床运用。

3. 健康管理(体检)中心

掌握健康数据测量方法及报告阅读,熟悉疾病风险评估与干预技术,了解健康管理流程。

4. 医院行政科室

学习医院医疗管理基本内容,熟悉医院管理职能部门的分工职责,了解相关卫生政策法规及医院信息管理系统。

(二)时间安排

本专业见习总时间15周,其中内科、外科各2周,中医治未病中心4周,健康管理(体检)中心4周,医院行政科室3周。

（三）见习内容

1. 内科、外科

（1）了解内、外科常见、多发病的诊断、鉴别诊断要点。

（2）了解内、外科常见、多发病的治疗常规、常用药物剂量。

（3）了解内、外科疾病相关的常用实验室检查指标的正常值及其临床意义。

2. 中医治未病中心

（1）掌握常用的中医预防保健（治未病）服务技术，包括针灸、推拿、刮痧、拔罐等操作方法和技能；具体内容包括：腧穴的定位方法及常见腧穴的定位；经穴按摩的选穴处方及按法、揉法、拿法等三种常用经穴按摩手法；推拿技能，如一指禅、揉法、捏法、揉捏法、搓法、摩擦法、抖动法、振动法、叩击法、按压法、滚法、拨法等12种基本推拿手法。

（2）通过临床案例的学习，掌握临床常见病，如骨关节疾病（颈椎病、腰椎病、腰腿痛、肩关节炎）、慢性疲劳综合征、减肥、中风、小儿消化不良等的中医干预方案。

（3）熟悉针灸、推拿、刮痧、拔罐的适用范围和禁忌证。

（4）在实践学习基础上，能够完成一份完整的健康干预方案。

3. 健康管理（体检）中心

（1）全面系统地了解见习所在单位的基本情况，积极参与见习单位的日常工作，在实践中学习和提高专业技能。

（2）了解和熟悉见习所在单位体检中心或健康管理/治未病中心各类健康体检套餐的运作流程，掌握健康检测相关服务流程和技术。

（3）熟悉常见体检仪器的操作及检测结果解读，能对体检人群进行基础的健康咨询和健康指导。

（4）掌握常见慢性疾病的健康监测、评估和干预相关技术和流程。

（5）关注和了解健康体检行业内的相关规章制度以及政策动向。

（6）见习结束后，能够完成一份完整的健康监测、评估方案。

4. 医院行政科室

（1）掌握医院管理职能部门的分工职责，熟悉医疗系统结构及其各部分要素成分相互结合的形式。

（2）了解医院医疗管理的七方面（门诊、急诊、病区医疗、护理、医技、预防保健等方面）管理的基本内容。

（3）了解医院医疗质量管理的基本概念、常用方式、控制与评价方法、保证体系以及组织实施，参与医院医疗质量管理的具体工作。

（4）熟悉病案管理和医院统计，学会医院工作量、工作效率、工作质量、医院经济活动等各项指标的区分、资料收集与统计分析。

（5）了解医院医疗安全管理的基本概念、范围及医疗事故与纠纷处理的方法。

（6）了解相关卫生政策法规和医院体制改革的方针政策，以及医院加强医德建设和自律行为的做法。

（7）了解并利用医院信息管理系统进行医疗质量管理。

（四）见习方法

原则上以门诊和病房相结合的方法，以门诊为主，要尽量使学生能多看病种，又能系统观察诊治过程和治疗效果。门诊见习以观察为主，病房见习在带教老师指导下，参与协助管理 3～4 张病床，了解病房诊疗的工作程序，掌握一般的体格检查方法。根据不同的科室，见习分为观诊和见习。

观诊：熟悉见习科室的诊疗程序和方法，学习带教老师的诊疗经验，体会带教老师对疾病的诊疗思路，了解疾病的发生发展过程和规律。

见习：经过观诊阶段的学习和训练，然后进入见习阶段，由学生在带教老师指导下实际操作适宜技术，书写体检报告的健康干预措施，以培养学生独立阅读体检报告、进行健康管理的能力。

1. 内科、外科

以门诊见习为主，可适当安排病区见习。门诊主要以观诊为主，时间按学生的诊疗水平分配。

2. 中医治未病中心

以门诊见习为主，可适当安排病区见习。分为观诊和见习两个阶段，时间按学生的诊疗水平分配。经过观诊阶段后，在带教老师的直接指导下，实际操作非创伤性、非侵入性及无危险的非医疗服务范畴的保健服务技术。例如除了瘢痕灸、发泡灸等以外的艾灸技术，除了牵引、扳法等以外的推拿技术,除了刺络拔罐等以外的拔罐技术,以及非创伤性、非侵入性的刮痧技术等。

3. 健康管理(体检)中心

进行健康管理中心的门诊见习,学习健康管理(体检)的需求分析、组织过程、体检报告出具与解读、健康干预的实施与评价。分为观诊和见习两个阶段,时间按学生的诊疗水平分配。经过观诊阶段后,学生在带教老师的直接指导下,进行健康管理实际操作。例如根据管理对象(体检者)身体基本信息制订适合个体的体检方案,对体检数据进行分析并提出个人健康管理方案,对团体健康数据进行分析并提出人群健康管理方案,根据动态(历年)体检信息(包括血压、血糖、饮食、用药变化等信息)做出健康分析报告及综合健康改进建议。

4. 医院行政科室

医院行政科室的见习以见习为主,在带教老师的指导下进行,学习相关行政科室的工作内容,了解医院的基本运行过程,并且在带教老师的指导下完成适当的工作。

(五)辅导

1. 临诊辅导

在临诊中遇有问题和典型病例,带教老师随时进行提问、答疑和辅导讲解。

2. 集中辅导

由所在见习医院或科室统一安排,每2周一次。辅导内容包括临床诊疗基本知识和临床实践经验(结合典型病例),以及各科有关专题讲解。

📖 思考题

1. 基础教育和专业教育课程之间有什么联系和区别?

2. 你所学的健康服务与管理专业方向有哪些核心的专业方向课程?

3. 实验和实践教学的目的是什么,有哪些环节?

>>>>>> 第五章

健康服务与管理专业教学安排及学习方法

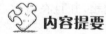 **内容提要**

　　本章对健康服务与管理专业的教学安排及学习方法进行了介绍。健康服务与管理专业的教学内容主要包括理论课程教学与实践课程教学两方面,教学方法有理论讲授、讨论、演示、案例教学、巩固练习和自主学习。学习方法有主动探究学习、讲究学习的战略战术并努力做到学以致用。本专业的考核包括平时考核与期末考核,具体形式分为考试与考查,计分方式有百分制和等级分制,分数与绩点、成绩评定办法等也有相关要求。

第一节　教学安排

一、教学目标

通过教学,使学生掌握健康服务与管理学科的基本概念、基本知识、基本理论,通过训练学生解决健康服务与管理专业实践问题所需要的管理、评估和创新能力,使学生具备健康服务与管理必备的实践技能并胜任健康服务与管理工作,在学习中提高专业学习的自信、兴趣和自觉性,并在专业见习中,巩固专业思想,强调学生的岗位职业道德和医学人文精神的树立。立足学科与行业领域,使学生成为具有国际视野、家国情怀、使命担当的社会主义接班人。

二、教学内容

健康服务与管理专业作为公共管理学科之一,已在全国 86 所本科院校开设(截至 2019 年),其中以医学院校为主。在教学内容上,主要从理论课程与实践课程两大方面开展相关教学工作。

理论课程方面,目前大部分高校主要由通识教育、基础课程和专业课程构成。通识教育主要由思想政治理论课、英语、体育、计算机应用基础、大学生心理健康教育等课程构成,旨在树立学生正确的人生观、世界观、价值观,使学生更加清晰地认识自我和世界,认识自身存在的价值并自觉承担社会责任,培养科学精神和人文精神,提高思考批判、交流合作与开拓创新的能力。基础课程主要由管理学、基础医学课程、数理统计学课程构成,旨在通过以上教学内容,构建学生扎实的健康服务与管理专业的基础理论和知识。专业课程主要包括了健康管理学、健康评估学、健康信息管理以及健康心理学等课程,部分医药类院校还围绕健康服务开设了中医养生学、中医康复学、中医食疗与营养学、运动医学等课程。此外,根据学校特色,部分院校开设了包括中医美容学、音乐治疗学等在内的特色课程。

实践课程主要由实验教学课、假期社会实践活动、第二课堂、见习实习以及毕业论文等构成,旨在通过实践活动加深学生对本专业知识的理解,在实践环节中加强理论联系实际的能力。部分高校健康服务与管理专业教学内容设置如表 5-1:

表 5-1　部分高校健康服务与管理专业教学内容设置

学校名称	教学内容
南京中医药大学	理论教学由医药类、数学统计类、公共管理类、健康管理类,以及健康服务类课程组成。主要课程包括健康管理、健康教育、健康评估、健康心理学、健康信息管理、运动医学、营养与食疗学、中医学概论、中医养生学、基础医学概论、临床医学概论、预防医学概论、药学概论等。 实践教学包括专业课程实验(实训);假期社会实践;在第 6 学期到学校附属教学医院开展为期 16 周的见习;在第 8 学期由学生自主选择实习单位,在健康管理公司、体检中心、社区卫生服务机构等企事业单位开展为期 16 周的毕业实习
广东药科大学	理论教学主要由基础课、专业课、限选课等构成。基础课程包括健康服务与管理导论、管理学、健康保障、基础医学概论、健康心理学、健康营养学、健康运动学、医用统计学等,专业核心课程包括健康检测与评估、健康管理学、健康服务与管理技能、健康教育与促进、健康经济与政策、社会学、中医学概论、健康信息管理等,限选课包括临床医学概论、居家健康管理等课程。 实践教学:专业基础课及专业课实验;假期社会实践活动,学校及社团组织的活动,行业、企业等实践合作和科学研究活动,老师指导下的实验室开放、课外科技活动和实验性论文实践活动等第二课堂活动;在第 7、8 学期进行共计 32 周的毕业实习,一半时间安排在医疗机构健康体检中心(含健康管理中心)和临床相关科室轮转,另一半时间根据个人未来发展兴趣在不同就业方向的实习单位(包括社区卫生服务中心等事业单位)间实行双向选择
杭州师范大学	专业核心课程:健康管理学、中医养生保健与"治未病"、健康管理技术与实训、健康风险评估、社区健康管理专题、健康教育与促进、流行病学、临床医学概论、医学统计学、卫生事业管理学、康复医学、健康心理学、中医食疗与营养学、中西医运动疗法、环境健康学、健康保险学、行为医学和健康管理相关法律法规。 专业实践:采取"三短＋四秋"模式,学生实习的地点主要为与健康管理服务相关的企事业单位,包括医院健康管理相关部门、社区卫生服务中心、疗养院、健康管理相关企业、健康管理相关养老机构、(健康)保险公司以及卫生行政部门(含事业单位),共进行 18 周的实践学习

续表

学校名称	教学内容
天津中医药大学	专业基础课:微积分、线性代数、概率论与数理统计、中医药学概论、基础医学概论、临床医学概论、预防医学、流行病学、卫生统计学、卫生事业管理学、管理学原理、西方经济学、公共关系学、健康服务与管理导论。 专业课:社区健康服务与管理、职业健康服务与管理、老年健康服务与管理、健康服务与管理技能、健康信息管理、健康风险评估与干预、社会医学与疾病管理、中医养生学、中医康复学、健康营养学、健康企业管理、健康心理学、健康教育与健康促进、健康经济与政策、健康保障
成都中医药大学	中医药学概论、基础医学概论、临床医学概论、预防医学概论、管理学基础、卫生统计学、流行病学、社会医学与卫生管理学、营养与食品卫生、健康管理学、服务管理、健康教育与健康促进、健康信息管理、健康检测技术、健康评估技术、健康危险因素干预技术等
广东医科大学	管理学原理、卫生统计学、流行病学、健康教育与健康促进、卫生事业管理学、健康管理学、健康信息管理、社区健康管理、健康检测技术、健康评估技术、健康危险因素干预技术等

三、教学方法

(一)理论讲授

　　理论讲授是指教师通过讲述、讲解和讲演等方式在教学过程中通过口头语言向学生传授知识、解释概念、论证原理和阐明规律,通过说明目的、传递信息、教会方法、启发自觉学习,调动学生的积极性,引导学生分析和认识问题的一种教学方法,教师运用各种教学方法进行教学时,大多都伴之以理论讲授。在理论层面,通过讲授学习现代健康管理与服务的核心理论和知识,以及管理学与医药学的基本知识,使学生系统全面地掌握本专业的基本理论和基本知识,对本专业的内涵和外延有较为清晰的认识和把握;在应用层面,通过讲解引导、定向也有利于学生加深对相关技能的掌握。讲授法要求教师能够熟练掌握教学目标及教材内容,在熟练进行知识要点讲解的过程中还要充分贯彻启发式教学原则,随时注意学生反馈,调控教学活动的进行。讲授的内容宜具体形象,要对内容要进行精心组织,使之条理清楚、主次分明、重点突出。

(二) 讨论法

德国著名的新人文主义教育家洪堡(Humboldt)主张以著名的研讨(seminar)为工具,将学生组成研讨小组,在教师指导下,学生就教材中的核心问题交换意见或进行辩论,通过研讨和评论的方式交换观点、巩固知识,在此过程中获得分析和研究能力。

讨论法作为一种合作学习形式,将个体知识建构阶段与合作性联合建构阶段结合起来,通过各组接受任务、进行组内分工、个人独立学习、完成分配任务、小组讨论和小组汇报等几个阶段,首先由学生积极提出自己的观点,认真倾听别人的意见,然后对别人存在的问题提出自己的解决方案供大家讨论分享,最终完成总结、整合并达成共识。考虑到管理领域问题的灵活性,许多问题没有统一的答案,讨论方式不仅能够促使学生进行思维的交锋和观点的碰撞,加深对知识的理解和对现实问题的把握,而且可以激发学生的学习兴趣,提高学生学习的独立性。从学生层面,讨论法要求所有成员各负其责,相互配合,共同完成小组任务,可以调动学生的积极性与参与性,增强团队合作意识。对于已经形成自己独特观点的大学生而言,课堂讨论可以给学生发表自己观点和展示自我的机会,有助于学生树立自我认同感与自信心。从教师层面,教师可以从学生的发言中了解他们对核心问题的看法、认识,以及解决问题的思路和方法,把握学生对哪些问题的认识存在偏差,哪些问题的解决方案不够完善,从而进行知识强化和问题引导。

(三) 演示法

"演示"一词,译自英文的"presentation",意为在他人面前陈述、表达、展现或解释某一事物的一种方式。在教学方法中,演示教学法是指教师在授课时,运用实物或教具,对学生进行展示或向学生作示范性操作,来印证阐明所传授的知识或技能的一种教学方法。它具有很强的直观性,常与讲授法、谈话法等结合使用,有利于克服单纯理论讲授的不足,有利于教学重点和难点的突破。根据演示材料的不同,可分为实物、标本、模型的演示,图片、照片、图画、图表、地图的演示,实验演示,幻灯、录像、录音、教学电影的演示等。根据演示内容和要求的不同,可分为事物现象的演示和以形象化手段呈现事物内部情况及变化过程的演示。在演示教学中,教师应首先明确演示目的,并要求学生注意观察演示对象的主要特征和主要方面,做到有的放矢,从而对所演示的知识技能形成鲜明而深刻的印象;其次,要与教师适当的讲解相配合,教学过程中要告诉学生观察什么、注意什么,使学生能够集中注意力观察重点,避免注意力分散;最后,演示手段的选用要符合教学目的和学科特点,应合理考虑使用直观教具的数量、时间和地点,正确选取实物直观、模像直观和语言直观方式。

(四) 案例教学法

案例教学法于 1918 年由哈佛大学商学院提出,于 1979 年引入国内,并逐渐从管理学推广到其他学科。所谓的案例教学法,就是一种运用典型案例,将真实生活引入学习之中,通过组织学生开展讨论或争论,形成反复的互动与交流,帮助学习者通过各种信息、知识、经验、观点的碰撞来达到启示理论和启迪思维目的。

健康服务与管理专业作为管理学的一个分支学科,在教学过程中必然要引入案例教学法丰富同学们的知识,提高学生分析问题和解决问题的能力。在案例教学法的应用过程中,教师应做好充分的课前准备,通过设置场景、定义问题的方式灵活地运用教学技巧来组织引导好案例教学;选用的案例既要能够清楚地反映教学目标中需要解决的实际问题,又要是教师自己能把握得了的、学生易于接受和认同的案例;在案例分析过程中,要营造良好的学习环境和氛围,尊重和发扬学生的学习风格,使学生能通过学习充分达到案例教学的预期目标;在总结阶段,教师也应进一步重申问题,将具体案例与一般性的理论和原理相结合,并在此基础上提出更广泛的问题留给学生思考。

(五) 练习法

练习法是学生在教师的指导下巩固知识、运用知识、形成技能技巧的方法。练习一般可分为以下几种:① 语言的练习,包括口头语言和书面语言的练习,旨在培养学生的表达能力;② 解答问题的练习,包括口头和书面解答问题的练习,旨在培养学生运用知识解决问题的能力;③ 实际操作的练习,旨在形成操作技能。

根据练习曲线揭示的一般特点,练习过程大致可分为 3 个基本阶段:开始阶段,曲线上升慢;中间阶段,曲线上升快;结束阶段,上升速度逐渐减慢,直至出现停滞状态,或称高原状态。由于各门学科练习的性质不尽相同,练习曲线的表现特点也各不一样,而且学习同一种技能的速度也常常因人而异,在练习曲线上明显地表现出个别差异。因此,在练习过程中,教师须根据练习曲线所呈现的特点和个别差异,有计划、有组织和有步骤地进行教学活动。应明确练习的目的和要求,进而才能有目的、有步骤、有指导地形成和改进学生技能、技巧,发展学生能力;练习材料的选择取决于练习目的、学生情况以及实际需要,尤其应注重基本技能的训练;练习方法要按照正确的步骤进行,指导学生获得有关练习的正确方法;对于练习的分量和次数,要根据学科性质、练习材料以及学生特点进行适当分配;在每次练习结束后,也需要教师进行及时检查与反馈,帮助学生分析练习结果不理想的原因,并提高他们的信心。

(六) 自主学习法

自学在大学生学习中占有重要的地位,是指大学生在课堂授课以外,需要通过自己学习来获取更多知识的过程,旨在充分拓展学生的视野,培养学生的学习习惯和自主学习能力,锻炼提出问题、解决问题的能力。

学习动机是内在的,学生应从学习的价值意义出发,在对结果预期、学习信念和目标定位产生清晰认识的基础上,由学习者自主选择学什么、如何学、选用什么样的学习方法。在培养大学自主学习能力的过程中,我们坚定以学生为中心,以教师为辅助,通过营造学生主体的校园文化环境来实现课堂以外的教育目的和教育效果;采用合作学习模式充分发挥每一个人的特点并提高团队合作精神;建立积极的师生关系,消除既往学生对教师过分依赖的现象;为学生提供更多自主支配的时间和空间,促进自主学习功能的发挥;因材施教,帮助学生正确定位,加强自主学习的引导。通过以上措施,达到从不同层面培养大学生自主学习能力的目的。

第二节　教学环节

一、理论教学

（一）课前准备

课堂教学是一个学生和教师共同参与、互动的学习过程,而备课是教学环节中的首要环节,也是提高教学质量的关键。

备课要备课程标准、备教材、备学生、备教法。备课程标准要求教师了解并掌握课程性质、课程目标、内容标准、学习策略等,并以此为依据指导相应教学准备活动;备教材要求教师应反复钻研教材,对教材体系、重难点有正确的理解,对教材的基本思想、基本知识和基本技能融会贯通;备学生要求教师对学生原有的知识基础有充分的把握,了解学生的能力基础和能力水平,甚至对学生的秉性、不足和特长有很好的了解,进而有针对性地安排培养学生能力发展的教学环节;备教法要求教师设计好如何向学生传授新知识,同时还要做好教学过程中教学情景的准备工作。只有这些工作做得充分细致,才有可能获得高质量的教学效果。

（二）课堂教学

课堂教学是把年龄和知识程度相同或相近的学生编成固定人数的班级集体,按照教学大纲规定的内容,组织教材和选择适当的教学方法在固定的时间内向全班学生进行授课,具有高效率特征。课堂教学是高等教育的前沿阵地,也是大学教育的主要形式。它是教师给学生传授知识和技能的全过程,包括了教师讲解、学生问答、教学活动等环节。

若想达到课堂教学的高效益、高效果,就要求教师在充分发挥主导作用的同时,也要重视学生在课堂教学过程中的参与程度,教师可以采用案例教学法、合作学习教学法、情境教学法、讨论式教学法等多样化方法,在教学过程中调动学生的课堂参与积极性,把教学过程变成教师与学生交往、互动的过程,以学促教、教学相长。

（三）课后答疑

在理论教学过程中，课后答疑是大学理论教学中的一个辅助性项目，课后进行辅助活动、答疑解惑，可以巩固学生学习效果，达到鼓励学生自主学习的良性循环过程。通过对学生关于课程内容疑惑的解答，可以对学生的疑问有针对性地进行解答，达到辅导的目的；此外，课后答疑增强了教师与学生的互动性，可以通过答疑过程增进师生之间的情感交流，融洽师生关系；教师的教学情况在课后答疑过程中也得到及时反馈，能够增加教师的成就感，帮助教师更有针对性地准备课程，了解教学效果。

（四）巩固练习

巩固练习是教学过程中一个不可缺少的环节，具有承上启下的地位，既是巩固所学知识、培养学生能力、发展学生智力的重要手段，也是检验备课有效性、教学效果和学习效果的最直接方式。巩固练习的形式多样，可以是在课堂上进行当堂的习题练习，也可以是设计的供学生课后进行的练习，如书面作业、小组作业和实际操作练习等形式。无论是何种形式，教师都应根据教学大纲和课程要求，有针对性地围绕重点、难点设计相关练习，使学生通过巩固练习的方式加深对课堂讲授内容和技能方法的理解，进而达到巩固知识并提高运用的目的。

二、自主学习

自主学习是与传统的接受学习相对应的一种现代化学习方式。教师的教学实践，并不止于传授知识，培养学生的技能和正确的价值观，更应促进学生成为自主的学习者。这就强调在大学教育中，应以学生作为学习的主体，通过学生独立的分析、探索、实践、质疑、创造等方法来实现学习目标。

从自主学习的发展过程来看，首先教师应该在学生制定目标的过程中给予指导，协助学生制订与其自身发展水平相适宜的发展目标或任务；其次由学生自己基于制订的目标去安排相应的实施计划，但在这一过程中往往需要教师根据学生的心理和学习特点，予以正确的计划设置指导；在计划付诸实践的过程中，学生应保持对于任务的敏感性和注意力，教师可以通过逐步培养学生在课堂内外预习的习惯、听讲的习惯、认真思考的习惯、按时独立完成作业的习惯,以及训练和复习的习惯等,使学生养成良好的学习行为习惯,进而能够恰当地处理可能存在的积极因素和消极因素,达到既保持强劲的学习动机,也通过自我监控和反思对学习计划和策略进行改进和调适的目的。可以看出,引导学生自主学习对教师提出了更大的挑战,在这一过程中,教师不仅要针对每个学生的身心发展特点和习性差异提供不同的支持策略,同时还要注意对学生意志、自制、信念等非智力因素的开发和培养。此外,学生良好的自主学习不仅需要学生和教师的积极主动和努力,同时更需要外界及在文化的影响下创造一种适合学生自主学习的环境脉络和必要的支撑保障条件。

三、实践教学

实践教学环节要紧密联系当前实际,旨在充分发挥学生的学习主动性与积极性,培养学生独立地分析和解决问题的能力,使学生经过系统学习与实践,能够运用健康服务与管理专业知识和技能从事健康评估、咨询、指导与管理等相关工作。

《国家中长期教育改革和发展规划纲要(2010—2020 年)》明确要求创新人才培养模式,坚持教育教学与生产劳动、社会实践相结合,尤其是在高等教育领域,应不断强化实践教学环节,着力培养学生的学习能力、实践能力、创新能力。

就目前我国的大学实践教学环节而言,已基本形成了以学科专业为平台,以课程实践教学为主体、专业实践教学和社会实践教学为两翼的逻辑体系。其中,课程实践教学是指根据专业培养目标和课程教学大纲的要求,结合理论课学习的内容,围绕某一具有明确知识体系的课程采取的具有实践特征的教学方式,可以采用实验实训、问题辩论、课题探究、考察体验等不同形式达到深化学生对问题的认识,掌握专业所必备的基本知识和技能的目的;专业实践教学是依托综合性的专业实践课程或问题而实施的教学形式,通过专业见习实习、综合性问题探究和职业实践等形式,培养学生理论联系实际、独立思考、分析问题与解决问题的能力,为深化专业应用、弥补专业缺陷奠定基础;社会实践教学是指在学校与社会共同作用下,充分利用大学时段的所有空间,集中时间,在不同区域进行跨学科交流,探索较为宏观的问题,以及有针对性地进行社会考察,通过安排学生在假期深入健康管理与服务机构、社区、社会,能够使学生进一步认识专业知识与专业伦理的关系,把握职业生活与公共伦理的界限,提升学生的自律意识与社会责任意识。

对大学教育而言,其目的是育人,是为了培养高级专门人才,也就意味着大学教育不能仅停留在知识层面,而应该发挥出大学实践教学中的个体价值、知识价值和社会价值,使学生能够结合专业学习,借助课程实践教学、专业实践教学和社会实践教学等方式,强化学生的社会责任意识,引领社会文明。

四、学习策略建议

学习策略是学生"学会学习"的重要标志,也是影响学生学习质量和效率的重要因素。因此,为了有效促使当代大学生向自主学习、合作学习、探究学习、学会学习的方式转变,提出以下学习策略:

(一)主动探究学习

主动探究学习是一种特殊的认识过程,是自觉的、积极的、基于感性的认识活动。庞维国将"主动探究学习"概括为建立在自我意识发展基础上的"能学",建立在学生具有内在学习动机基础上的"想学",建立在学生掌握了一定的学习策略基础上的"会学",建立在意志努力基础上的"苦学"。这就要求学生充分发挥自身的主观能动性,对所学的专业有强烈的好奇心和兴趣,培养学习兴趣;在接受教师所教授知识的基础上,要从不同的角度思考、理解问题,要有强烈的求知欲,建立正确的学习动机;在学习态度上,要愿意花费相应的时间和精力去钻研感兴趣的事物;在学习内容上,应不满足对课堂内容的单纯记忆,而强调对未知领域的探索;在学习目标上,应该有高度追求新知识的自觉性,并分析批判地加以吸收;在学习实践上,也要建立理论联系实际、解决实际问题的思想和能力。

(二)讲究战略战术

在追求有效学习的过程中,既要基于"站得高才能看得远"这一理念对学习全过程进行有效安排,又要在达到学习目的、保证效果的前提下节省时间和精力。因此,要讲究学习的战略和战术。首先,应在综合主客观条件下,结合自身学习上的长处与短处,相对稳定地确定学习重点。其次,应决定学习的基本途径并合理地分配力量。在学习过程中要善于处理好"苦"和"巧"的关系,既应在学习过程中付出艰苦劳动,也要巧于抓住关键环节,善于运用符合自身特点的学习方法。

基于大学生应在学习中把握住的主要学习环节,提出如下建议:

1. 以问题为导向进行学习

科学始于问题,理论始于问题,所以我们也要用问题引导学习,用学习解决问题。问题导向式学习就要求我们从问题出发,在课前预习时寻找问题,带着问题看书,带着问题听讲,变传统的灌输式学习方式为主动式学习方式。

2. 勤记笔记、查资料

任何一种学习都需要笔记的帮助。笔记的目的不只是防止遗忘,它还是帮助我们集中精力、辅助思考、积累知识的过程。其中查阅资料是做好笔记的前提,也是迅速提高自身能力的重要手段。如何借助于现代化网络手段,有目地高效地查阅资料和参考书,对于提高独立学习和研究能力,在夯实知识的基础上提出创见具有重大意义。

3. 养成善于归纳总结的习惯

所谓归纳总结,就是对所学过的知识进行思考,形成对知识的特点、中心、性质的识记、理解与运用。学习的过程就是提高和总结的过程。不同于耗费时间长、不易消化的死记硬背方式,归纳总结是在熟练掌握的基础上对知识进行归纳,也就不需要再做大量习题来巩固,这样就能节约大量的时间,提高学习效率。

4. 及时复习巩固知识

根据艾宾浩斯遗忘曲线,遗忘在学习之后立刻开始,而且遗忘的进程也并不均匀,呈现先快后慢的曲线分布规律。根据遗忘的发展规律,我们必须在遗忘还没有发生之前及时地对知识进行巩固复习,这样才能节省总的学习时间,提高学习时间利用率。

(三)努力做到学以致用

大学教育是面向社会、面向未来的教育,在育人的基础上要引导学生求真学问、练真本领,让大学生担当起更多社会责任,并学以致用、学有所获。这就要求学生能够培养自己理论联系实际问题的能力,要经常跳出书本之外,通过与社会的接触,融知识于生活中,通过亲自实践来印证或修正、补充和完善理论,防止为读书而读书,以致死读书、读死书、书读死。只有当具备了学以致用的好习惯以后,才能以学习促进实践,以实践带动学习。因此,对于大学生而言,应该及早行动起来,尽快把自己锻炼成为既有知识又能够做事的多面手。具体而言,要充分抓住教学、实验、实习、实训等所有环节:一是做好实验实训,实际动手操作。二是参加见习实习,认真搞好各教学环节的认识实习、技能见习、毕业实习。三是参加校内外的社会公益活动,提高自己的综合素质。

总而言之,处于知识经济时代的大学生应该主动探究学习、讲究学习的战略战术并努力做到学以致用,让学会学习成为习惯,即"勤于思、敏于行、善于学、乐于言"。在掌握和熟练运用适合自己的学习策略与学习方法的基础上,做学习的主人,实现自己的理想人生。

五、考核要求

在高校教育工作开展的过程中,对学生进行有效的管理以及考核是工作体系中十分重要的一个分支。本节以南京中医药大学健康服务与管理专业为例,对课程考核、毕业见习考核、毕业实习考核和毕业论文(设计)考核要求进行简要说明。

(一)课程考核

课程考核是教学活动的一个重要环节,应坚持公平、公正、诚实、严谨的原则,加强课程考核管理,严肃课程考核纪律,提高课程考核管理工作质量。

1. 考试资格

凡正常参加课堂教学活动,并遵守学校学生学籍管理规定的在籍学生必须参加所修课程的考核,并得到相应的考核成绩,成绩合格者方能获得相应学分。但有下列情况之一者取消考试资格:一学期内不交作业次数达总作业次数 1/5 及以上者;不论何种原因缺课达总课时 1/3 及以上者;实验(训)考核不及格者。参加免修、缓考、重修、缓重修的学生必须办理有关手续,方能取得参加相应考试的资格,未经批准擅自参加考核者成绩不予认可。

2. 课程考核

对课程的考核为全过程的考核,包括平时考核与期末考核两部分。平时考核一般没有严格的时间界限,方法程序上也没有严格的规定,由主讲教师在课程教学大纲规定的框架内,通过学生到课与听课、作业提交与完成、质疑与提问、实践环节、测验、期中考试等形式进行考核。期末考核的主要方式分为考试课程和考查课程两种,要求课程主讲教师(课程负责人)根据课程特点和目标要求,选择适当的考核方式。考试课程要求考生在规定的场所、规定的时间,按规定的要求和标准完成规定的作业任务,以评价其课程学习效果,相关试卷需要在教务处的组织下由课程教学团队成员建设完成,且由教研室主任和学院领导审核把关。考查课程可选择相对灵活的考核方式和方法,具体形式由主讲教师确定,一般可以以论文、演讲、讨论、综合练习、综合设计等方式进行。教师要根据课程的性质、特点、内容和教学要求选用恰当的考核方法,此外也鼓励教师进行课程考核方法的改革。

3. 成绩评定

根据不同课程考核方式,一般采用百分制评定考试课程成绩,考查课程采用五级制(优秀、良好、中等、及格、不及格)评定成绩。排序统计时一律换算为学分绩点。

(1) 百分制与五级制的换算:90～100 分为优秀;80～89 分为良好;70～79 分为中等;60～69 分为及格;60 分以下为不及格。

(2) 分数与绩点:考试成绩在 60 分以下绩点为 0,60 分绩点为 1,每增加 1 分绩点增加 0.1;考查成绩不及格绩点为 0,及格绩点为 1,中等绩点为 2,良好绩点为 3,优秀绩点为 4。

$$平均学分绩点 = \frac{\sum(课程绩点 \times 课程学分)}{\sum 课程学分}$$

4. 成绩评定办法

课程考核总成绩由平时考核成绩和课程考核成绩两大部分构成。平时成绩与课程结束考核成绩的比例由课程负责人根据课程的性质、特点、内容和教学要求提出，由学院确定。但过程考核应明确考核内容和评定标准，任课教师应在开课初向学生公布课程考核形式和成绩评定办法。且一般同一门课程的多个平行教学班级应使用相同的课程成绩评定方案。

含有实验(训)教学内容的课程，可按理论、实验的学时数折算理论教学与实验教学成绩的百分比。独立设置的实验课单独考核，单独评分。

(二) 毕业见习考核

本专业学生的毕业见习考核由见习中期检查、出科考核、教学见习结束考核和教学见习结束回校后抽考构成。

1. 见习中期检查

学院在学校组织下进行见习中期检查，由相关专业教师和学工老师组成检查小组至学生见习地点进行现场检查和调研。学生撰写见习中期小结，带教老师结合学生在见习期间的各方面表现，签署学生见习中期考核意见。

2. 出科考核

每科见习结束前两天，带教老师根据本科室特点对见习生认真进行出科考核，结合检验学生的见习表现、基本理论与技能掌握情况，在《教学见习手册》(教师用)上登记成绩并存入医教科教学管理档案。

学生在《教学见习手册》(学生用)上实事求是进行自我考评，做好见习小结，及时送交带教老师评阅。凡不上交考核表或见习鉴定不及格者，不得进入下一轮科室见习。

3. 教学见习结束考核

教学见习结束前一周，学生在《教学见习手册》(学生用)上认真做好自我鉴定，经见习组评议并写出意见后，连同见习期间完成的其他材料送交医院医教科。

医教科对学生各科室的出科成绩和评语进行统计。以各出科考核成绩为主，结合见习表现，在《教学见习手册》(教师用)后一式两份的鉴定表上写出综合评定，并按百分制打分。

4. 教学见习回校抽考方案

学校在教学见习结束后实施回校抽考制度，在当年参加教学见习的本专业学生中抽取 10 人,根据教学计划要求,结合教学见习大纲,参考教学见习出科考核进行考核。考核以书面考试为主,主要考核常见病诊疗方案、体格检查报告解读和个案健康分析。成绩不及格者,则该生教学见习成绩以不合格计,需进行补见习,补见习学校不做统一安排。补见习后,该生需继续接受考核,直至通过。至毕业实习前仍未通过者,不得进入毕业实习阶段。未被抽考到的学生,教学见习成绩按医院出具的鉴定成绩记录。

(三) 毕业实习考核

毕业实习是本专业学生在修完专业理论课及见习实践的基础上,自主选择实习单位进行的实习。毕业实习成绩应综合体现学生在整个实习过程中的表现和所取得的成效,具体由出勤率、实习态度、业务能力和任务完成情况等考核项目构成。毕业实习成绩应参考实习单位的成绩鉴定意见、学生上交的实习笔记和实习报告等综合评定。

1. 实习单位成绩鉴定意见

毕业实习结束时,实习单位如实填写实习学生考评表,综合各阶段考评及平时考勤情况,全面分析,写出实习单位考核鉴定意见。毕业实习考核表和有关考核材料经实习单位盖章密封后由学生本人带回,以班级为单位提交至学院学生工作办公室。

2. 实习学生自我考评

在实习阶段,实习学生应实事求是地填写考评表,认真做好毕业实习自我鉴定,经实习组评议并写出意见后,将实习笔记和实习报告等材料统一交实习生管理部门。

(四) 毕业论文(设计)考核

1. 考试资格

申请参加毕业论文(设计)的学生必须修完所学专业教学计划规定的全部课程,并达到规定的学分,特殊情况未满足上述条件的需经教务处批准后方能参加。

2. 毕业论文(设计)中期检查

学生需在规定时间内完成初稿,以系为单位对学生的毕业论文(设计)

初稿进行检查,主要检查论文的进展情况,包括是否符合计划要求,教师指导是否到位等,由指导教师和学生共同填写中期检查表,交系归档。中期检查不通过者不得进入下一环节。

3. 毕业论文(设计)答辩及成绩评定

学生在完成毕业论文(设计)并由指导教师审查定稿后,学院组织毕业论文(设计)答辩及成绩评定,以检查学生完成的毕业论文(设计)是否达到了毕业论文(设计)的基本要求。应根据学生完成的毕业论文质量以及答辩情况综合评定毕业论文成绩。毕业论文成绩分为优秀、良好、中等、合格、不合格五级:

(1)优秀:能独立圆满完成课题各项任务,并在某些方面有一些独特的见解或创新,其成果有一定的理论意义或实用价值;毕业论文内容完整,概念清楚,论述详尽,计算正确,层次分明,书写规范;论文工作有显著难度,工作量大;论文所采用的方法技术含量高,反映学生独立工作能力强,工作态度认真;答辩时能熟练地、正确地回答问题,逻辑性强,并按规定时间完成论述。

(2)良好:能较好地完成课题各项任务,并在某些方面有一些见解或创新;毕业论文内容完整,概念清楚,论述较详尽,计算正确,层次分明,书写规范;所采用的分析方法有一定的技术含量,有较强的独立工作能力,工作态度认真;答辩时能较好地、正确地回答问题,逻辑性强,并按规定时间完成论述。

(3)中等:及时完成课题任务,并在某些方面有创新点;毕业论文内容基本完整,论述比较详尽,层次比较分明,书写比较规范;有一定的独立工作能力,工作态度比较认真;答辩时能回答所提出的大部分问题,正确且具备一定的逻辑性。

(4)合格:完成课题任务;毕业论文内容基本完整,论述及计算无原则性错误,书写基本规范;有一定的独立工作能力,工作表现较好;答辩时能回答所提出的主要问题,且基本正确。

(5)不合格:凡有以下条款之一者,评价为不合格:没有完成课题任务;毕业论文中有较大原则性错误,掌握已学有关专业知识很差;论文无中心,层次不清,逻辑混乱,文句不通;论文主要内容基本抄袭他人成果;答辩时思维混乱、概念不清。

📖 思考题

1. 在你的学习经历中,接触过哪些教学方法?
2. 如何掌握和熟练运用适合你的学习策略与学习方法?
3. 对学生进行考核的目的是什么?考核由哪些环节构成?

>>>>>> 第六章

健康服务与管理专业毕业与就业及继续教育

 内容提要 ....

　　本章介绍了健康服务与管理专业本科毕业生的毕业要求、知识体系和能力素质要求，简要分析健康服务与管理专业毕业生的就业岗位和就业前景。同时，介绍了国家健康管理师考试内容，在最后部分，对健康服务与管理相关专业硕士点进行介绍，为有意继续深造的同学提供一些参考意见。

第一节　毕业要求

一、毕业考核

　　本专业培养德、智、体、美、劳全面发展，掌握现代公共管理理论，掌握健康服务与管理理论、方法和实践技能,具备公共意识、公共责任及良好的科学素质、人文素养、创新精神,能够从事健康检测、分析、评估、干预等健康服务工作,具有良好的人文素养、创新精神、职业道德、实践能力以及沟通协调能力,能在各类健康管理机构、医疗卫生事业单位、社区卫生服务机构、健康养老机构、卫生信息部门以及其他健康产业相关机构从事健康服务与管理工作的高素质应用型人才。

健康服务与管理,指应用医学、管理学等相关学科的理论、技术和方法,从社会、心理及身体角度,系统地关注和维护个人及家庭健康保健服务,协助人们有效把握与维护自身健康的个性化健康事务管理。健康服务与管理是横跨医学与管理学的交叉学科,健康服务与管理专业的人才应该具有以下特征:

① 要具备较强的医学知识储备:健康服务与管理主要是对个体或群体的健康进行全面监测、分析、评估,提供健康咨询和指导以及对健康危险因素进行干预的全过程,需要在较强的医学知识储备基础上对个体进行管理。

② 具备综合的知识结构和全面的管理能力:健康服务与管理主要面向健康和亚健康群体、各种慢性病患者,以"个性化健康监测评估、咨询服务、调理康复和保健促进"为内容,开展具有连续性、长期性、循环往复性的健康档案管理、健康体检管理、健康风险分析与评估管理、生活方式管理、亚临床管理、疾病管理、健康需求管理、健康知识管理、动态跟踪管理等干预,需要较强的个人管理能力。

③ 要具有较强的公共社会意识:健康服务业以维护和促进人民群众身心健康为目标,最终旨在调动个体、群体及整个社会的积极性,有效利用有限的资源来获得最好的健康效果。这要求健康服务与管理工作的管理者具有为公共社会事业服务的意识。

1. 德育要求

对学生的德育方面有较为严格的要求。本专业要求学生认真学习马列主义、毛泽东思想和邓小平理论,坚持四项基本原则,努力学习政治和党的方针政策,提高思想政治觉悟,培养共产主义道德品质。遵纪守法,重视职业道德修养的提高,讲究文明礼貌,牢固树立全心全意为人民服务的观念、为社会主义现代化建设事业服务的观念。

① 热爱祖国,有为继承和发扬祖国传统医学事业而奋斗的理想,热爱健康福祉,有事业心和责任感,努力学习,树立科学的世界观、人生观、价值观。

② 崇尚科学,具有一定的创新意识和动手能力,具备一定的获取知识和知识更新的能力,具有较宽的知识面、较强的进取心和发展潜力。

③ 具备良好的心理素质和健康的体魄。

2. 课程、学分考核

本专业的学制为四年,在学制期内,学生须按培养计划要求修读课程,总学分达到要求,学位论文通过答辩方可毕业。全部修读课程包括基础医学、临床医学、管理学、中医临床学、健康心理学、健康信息学以及健康评估、监测、干预等健康服务基础课程;课程修读类型分为必修课和选修课,选修课分为限选课和任选课两个部分,限选课必须修满规定的学分,限选课多选可替代任选课的学分。符合毕业条件者,准予毕业,并颁发毕业证书。

3. 毕业实习与考核

毕业实习是大学教育的极为重要的教学环节,使学生在短时间内接触社会与本专业的工作,拓宽知识面,增强感性认识,培养、锻炼学生综合运用所学的基础理论、基本技能和专业知识去独立分析和解决实际问题的能力,把理论和实践结合起来,提高实践动手能力,为学生毕业后走上工作岗位打下一定基础;同时可以检验教学效果,为进一步提高教育教学质量,培养合格人才积累经验。通过毕业实习的实际操作训练,培养管理能力,发展智力,巩固和掌握健康服务与管理专业的基本理论、基本知识和基本技能,提高实际工作的能力。总体来说,毕业实习应提高和锻炼以下基本素质和能力:

① 巩固和掌握管理科学、社会科学与现代科学的基本理论、基本方法和基本技能。

② 具有适应办公自动化,应用管理信息系统所必需的定量分析和应用计算机的技能。

③ 具有进行质量管理、数据的收集与处理,进行统计分析的基本知识和能力。

④ 熟悉我国相关的法律法规、方针政策以及制度。

⑤ 具有较强的社会调查和写作能力。

⑥ 掌握文献检索、资料查询的基本方法,具有初步的科学研究和实际工作能力。

专业技能要求:

① 具有运用中西医养生保健理论和知识进行养生咨询、健康教育和指导的能力。

② 具有运用中西医健康服务技术进行保健性干预的能力。

③ 具有追踪和了解中西医健康知识及相关医学理论前沿和进展的能力。

④ 具有进一步自主学习和终身学习的能力,能够运用所学的知识对未曾预见的情况进行分析和判断,从而达到将所学知识应用于实践,同时通过实践进行进一步学习的效果。

4. 毕业论文考核

毕业论文考核的目的:

① 进一步巩固专业知识,结合科研课题,把学过的专业知识运用于实际,在理论和实际结合过程中进一步消化、加深和巩固所学的专业知识,并把所学的专业知识转化为分析和解决问题的能力。

② 训练学生独立进行科学研究,使学生获得从事科研工作的初步训练,培养学生的独立工作、独立思考和综合运用已学知识解决实际问题的能力,尤其注重培养学生独立获取新知识的能力。

③ 培养学生的文字表达、文献查阅、文件编辑、研究方法、数据处理、计算机应用、工具书使用等基本工作实践能力,使学生初步掌握从事科学研究的基本方法。

健康服务与管理专业培养目标:培养具备现代健康管理理论,技术与方法等方面的知识以及应用这些知识的能力。本专业的学生应具备的基本知识和能力包括:有较强的社会调查能力、数据的收集与处理能力、统计分析的能力;具有运用与管理自动化办公系统的基本知识与技能,能适应办公自动化发展要求,具备运用管理信息系统的能力;熟悉国家健康服务管理工作方针、政策和法规,具备良好语言沟通与谈判能力;熟练运用信息技术,有效进行健康检测、健康评估、健康干预、健康教育、健康风险管理;掌握文献检索、资料查询的基本方法,能利用现代信息技术获取相关信息,能独立阅读和查阅专业文献。

二、毕业流程

本专业学生修满规定学分,完成毕业实习和毕业论文(设计),并通过答辩,达到学位授予的有关规定,授予管理学学士学位。

第二节　就业前景

新中国成立特别是改革开放以来,我国健康领域改革发展成就显著,人民健康水平不断提高。同时,我国也面临着工业化、城镇化、人口老龄化以及生态环境、生活方式不断变化等带来的新挑战,需要统筹解决关系人民健康的重大问题和长远问题。我国健康服务与管理专业人才无论在机构、数量还是在服务对象和服务内容方面,都有很大的需求空间。健康服务与管理专业学生毕业后,主要在医疗机构体检科、疾病预防控制机构、社区卫生服务机构、健康管理公司、健康保险公司、医药企业、健康体检中心、疗养机构、康体中心、养老服务机构、健康教育和健康促进组织、卫生管理组织等从事健康服务与管理、培训、策划等工作。在具体的就业去向和岗位方面,具体包括以下类别:

一、就业领域

健康服务与管理专业人才毕业后主要在医疗机构体检科、疾病预防控制机构、社区卫生服务机构、健康管理公司、健康保险公司、医药企业、健康体检中心、疗养机构、康体中心、养老服务机构、健康教育和健康促进组织、卫生行政管理部门等从事健康服务与管理、培训、策划等工作。满足健康管理专业毕业生求职需求的职位有很多,学生可以选择医疗保健管理工作、医疗保健操作监督类工作以及医院行政方面的工作等;倾向于卫生行政行业的毕业生,可以在各医疗机构、疾控预防控制中心、防疫站等机构工作;而喜欢在社会公益行业服务的学生,可以在社区卫生机构和一些社会福利类机构工作,体现自己的人生价值。

1. 政府单位

健康服务与管理专业的学生经过大学四年的学习,将获得管理学学士学位。获得管理学学士学位的毕业生报考公务员的比例相较于其他毕业生更高,所以健康服务与管理专业毕业生的一个重要的就业途径仍然是考公务员,且在考试中占有一定程度的优势。高素质的政府机构工作人员和健康服务与管理队伍,能提升一个民族乃至一个国家在国际上的地位。可以肯定的是,我国未来的国家管理机构队伍中将会越来越多地出现健康服务与管理专业培养的高级人才。

随着《中华人民共和国基本医疗卫生与健康促进法》的通过,国家将健康教育纳入国民教育体系,全民健康教育时代已经到来,同时,随着我国社会主义市场经济体制逐步确立并不断完善。在市场经济改革的推动下,我国社会管理的方式不断变革,政府职能也在转变,卫生、环保、社会保障等公共事业作为独立的社会组织以其特殊的职能正在社会生活中的各个层面日益发挥着更加重要的作用,国家需要更多的医疗健康管理人才进入政府机构补充缺失职能。

2. 医疗卫生机构与社区服务机构

健康服务业包括医疗护理、康复保健、健身养生等众多领域,是现代服务业的重要内容和薄弱环节。2019 年 4 月 13 日,中关村新智源健康管理研究院、中南大学健康管理研究中心及社会科学文献出版社共同发布的《中国健康管理与健康产业发展报告(2019):健康管理蓝皮书》指出:① 国家层面支持开展健康促进医院试点工作。② 拓展公共卫生服务项目,提高人均公共卫生经费补助,推进公共卫生服务均等化和居民获得感提升计划。③ 扶持健康体检机构作为产业链的重要部分,推动健康体检结构的合法、正规发展,为国民健康护航。④ 促进"互联网+健康管理"时代的发展,深化互联网、大数据等技术在健康管理服务中的模式推动作用。⑤ 国家层面允许健康体检中心在内的 5 类独立医疗结构类别,提升全民健康管理的服务机构数量和类型。从以上可以发现,健康服务业呈现快速发展势头,健康服务与管理人才引入医疗机构是迎合国家战略的必然趋势,目前健康服务与管理专业人才在医疗机构中的岗位主要集中于附属医疗机构或疾控预防控制中心、防疫站专门设置的体检中心。此外,由于健康服务与管理专业毕业生获得的是管理学学位,医院行政方面的工作也是非常重要的工作岗位。同时,由于政策引入的原因,医疗机构对健康服务与管理人才需求将会呈现较稳定的状态。

国务院医改办、国家卫生健康委、国家发展改革委、民政部、财政部、人力资源社会保障部和国家中医药管理局制定的《关于推进家庭医生签约服务的指导意见》指出:到 2020 年,力争将签约服务扩大到全部人群,建立长期稳定的医疗服务契约管理,基本实现家庭医生签约服务制度在我国的全覆盖。其中家庭医生团队的核心任务是为所在地区居民提供基本医疗、公共卫生和约定的健康管理服务,每个家庭医生团队建议由够提供中医药服务的医师或乡村医生,有条件的地区需要增加健康管理师加入团队,从政策层面可以看出对健康管理人才需求已经覆盖社区基层,虽然社区卫生服务机构尚无健康管理师职业和岗位设置,但是以社区卫生服务机构为重心发展健康管理服务有其必然性,社区服务中心也必然将是健康服务与管理专业人才今后可以考虑的岗位。

3. 健康管理公司与健康保险机构

随着健康服务业的蓬勃发展,我国提供的健康管理就业机构除了国家医疗机构、社区卫生服务机构外,还有各类规模不一的健康管理公司以及健康保险公司。在健康保险行业中,健康管理是保险管理与经营机构在为被保险人提供医疗服务保障和医疗费用补偿的过程中,利用医疗服务资源或与医疗、保健服务提供者的合作,所进行的健康指导和诊疗干预管理活动。健康服务与管理最先起源于美国的商业保险行业,2012 年 9 月,我国保监会下发《关于健康保险产品提供健康管理服务有关事项的通知》,提出要促进健康保险领域产品创新,保险公司可以针对被保险人相关的健康风险因素,通过检测、评估、干预等手段控制风险,改善被保险人健康状况,具体内容包括健康体检、就医服务、生活方式管理、疾病管理、健康教育等。2009 年,保监会下发《关于保险业深入贯彻医改意见,积极参与多层次医疗保障体系建设的意见》,鼓励保险公司探索健康保险与健康管理结合的综合保障服务模式,逐步实现健康维护,及诊疗活动的事前、事中和事后全程管理。民办非企业单位等都获得了广阔的发展空间,这也必将大大促进健康服务与管理专业的发展。这些提供健康服务与保健的社会服务性组织实际上是健康服务与管理专业人才的对口去向单位,可以选择医疗保健管理工作、医疗保健操作监督类等工作岗位。这些健康管理公司虽然在一定程度上缓解了健康服务业的人才需求,但它们大部分都是民营的且规模不一。目前国内在健康评估、健康维护、健康产品、服务模式、运行模式、服务范围上都与国际水平存在着一定的差距。

4. 养老机构

数据表明,世界正在快速"变老"。1990—2019 年,世界人口平均寿命提升 8.4 岁,达到 72.6 岁。预计到 2050 年,80 岁以上老人将达到 4.26 亿人。人类社会正在进入长寿时代,老年人将更加依赖投资回报和财富积累提升养老金替代率,财富管理需求旺盛。其次,在医疗健康方面,与健康相关的费用支出剧增,将促使健康产业结构升级、医疗健康保险需求增加。2019 年 2 月市场监管总局国家标准委发布《养老机构服务安全基本规范》强制性国家标准对养老护理员培训等基础性工作提出了要求。安全风险评估部分明确了强制养老机构在老年人入住前应当进行服务安全风险评估及评估的相关要求,推动了养老服务机构内部引进健康服务与管理专业人才,增加了人才需求。但是我国养老机构资源条件普遍不高,服务人员专业性低下而导致服务供给能力不足,亟须引进专业健康管理人才,专家估算我国养老机构至少需要 200 万健康管理服务人才,而从目前从业人数来看健康管理人员仅 10 万余人,老年健康服务人才缺口更大,存在较大需求缺口。

综上所述,健康服务与管理专业人才拥有较为广阔的择业空间,就业方向丰富,除了以上工作岗位外还可以选择在食品质量监督,工商管理等部门从事安全检查及质量认证工作;而投身社会公益行业服务的毕业生,可以在社区卫生机构和一些社会福利类机构工作,体现自己的人生价值。

二、就业前景

健康服务与管理专业,是在我国健康服务需求日益增长、健康服务业逐渐形成以及现代健康管理理念推广应用的大背景下形成的,培养具有中国特色的新型健康服务与管理能力人才的专业。是中国特色健康管理体系的特点之一,顺应了新时代健康中国战略的需要。进入 21 世纪后,人类疾病谱发生了明显变化,我国慢性疾病进入高速发病期,确诊的慢性病患者已逾2.6 亿,慢性病的死亡率占总死亡率的 85％。随着疾病谱和健康需求的不断改变,健康管理事业所处的历史环境和时代背景发生了深刻变化,对健康管理职业的能力水平和发展方向提出了更高的目标要求和更新的建设思路,这一切都启迪、警示和倒逼健康管理人才教育体系必须转型升级,健康管理职业的发展理念、战略目标、建设模式必须适应人民群众日益增长的健康需求和对健康管理人才的需求。

1. 健康服务与管理人才需求

国务院发布《关于促进健康管理服务业发展的若干意见》提出,要在切实保障人民群众基本医疗卫生服务需求的基础上,充分调动社会力量的积极性和创造性。《健康中国行动(2019—2030 年)》围绕疾病预防和健康促进两大核心,提出将开展 15 个重大专项行动,目标到 2030 年,全民健康素养水平大幅提升,健康生活方式基本普及,居民主要健康影响因素得到有效控制,因重大慢性病导致的过早死亡率明显降低,人均健康预期寿命得到较大提高等。

(1)健康意识的转变:健康是人类永恒的话题,世界卫生组织指出:"健康是基本人权,达到尽可能高的健康水平是世界范围内一项最重要的社会目标","要实现人人享有卫生健康的目标,必须把健康作为人类发展中心"。自"健康中国 2030"战略被提出以来,健康问题越来越受到人们的重视,健康服务与管理已经上升到国家战略高度,在中国,健康服务与管理具有广泛应用前景,它能帮助医疗机构、企业、健康保险公司以及社区等采用一种有效的服务手段对个人的健康进行个性化的管理,以达到有效预防疾病、节约医疗支出的良好作用。中国改革开放后经济快速发展,社会结构、经济结构以及人们的生活方式都发生了一系列的变化。人们的健康意识,特别是城镇居民的健康意识正发生着巨大的变化。健康消费需求已由简单、单一的医疗治疗型向疾病预防型、保健型和健康促进型转变。同时,人口老龄化和城镇化进程加快,城市工作压力大、生活节奏快、饮食结构改变等原因,导致亚健康人群和慢性病人群不断增长,社会对健康服务与管理人才的需求正在增加。患者群体、保健群体、健康促进群体、特殊健康消费群体和高端健康消费群体逐步形成。预防性医疗服务及体检市场的兴起，健康保险及社保的需求，人们对健康维护服务的需求受到越来越多的关注。现阶段人们对健康的需求已经不再限制于治疗疾病，人们对医疗卫生服务的需求实际上更多的是一种对健康的派生需求，消费者对于健康的需求一方面是由于其将健康视为一种消费品，它可以使消费者恢复健康，另一方面，消费者也视健康为一种投资品，因为保持良好的健康状态可以从事更多的生产，从而获得更多的收益，所以社会将需要更多的健康服务与管理专业行人才满足健康服务与管理服务的需求。

（2）人口老龄化使健康服务业迅速发展：人口老龄化是全世界需要面对的共同问题。联合国人口发展基金会统计数据显示，截至 2012 年，全世界 60 岁以上人口占总人口的 11％，预计到 2050 年将接近 20％。我国自 2000 年进入老龄化社会以来，形势也日趋严峻。据第七次人口普查数据显示，截至 2020 年底，60 岁及以上人口为 26 402 万人，占 18.70％，其中 65 岁及以上人口为 19 064 万人，占 13.50％。与 2010 年相比 60 岁及以上人口的比重上升 5.44 个百分点，预计到 2050 年，中国 60 岁以上老年人口将超过 4.5 亿，占总人口的 30％以上。成为世界上老龄化最严重的国家，养老与健康日益成为关系国计民生的重要领域。2013 年 9 月，国务院先后发布了《关于加快发展养老服务业的若干意见》和《关于促进健康服务业发展的若干意见》，标志着养老与健康服务业作为现代服务业的新兴业态被正式纳入国家发展目标和规划，"到 2020 年，我国健康服务业总规模将达到 8 万亿元以上"的宏伟目标受到各级政府、学术界、产业界和广大民众的高度重视和普遍关注。两年多来，国务院相关部门又相继出台了一系列促进养老与健康服务业发展的配套政策和举措。养老与健康服务产业发展势头良好，发展潜力巨大，发展后劲十足。如此巨大的产业规模预期，同时也对健康管理人才的培养提出了更高要求。

（3）中医"治未病"与健康管理的结合：中医作为我国的传统医学一直受到我国的重视，在国务院 2016 年发布的《中医药发展战略规划纲要（2016—2030 年）》（下文简称《纲要》）中提到中医药作为我国独特的卫生资源、潜力巨大的经济资源、具有原创优势的科技资源、优秀的文化资源和重要的生态资源,在经济社会发展中发挥着重要作用。国家第 4 次卫生服务调查结果显示,我国慢性病患病率已达 20%。"治未病"和中医健康服务与管理思想自古以来就蕴含在医疗实践中。早在 2 000 年前,中医学就总结了适应自然、法于阴阳、和于术数、外避时邪、食饮有节、起居有常等养生保健原则和方法。这些理论和方法,经过数千年的验证、补充、完善、发展,历久弥新,至今仍然发挥着重要作用。《中国防治慢性病中长期规划(2017—2025)》正式颁发,旨在加强慢性病防治工作,降低疾病负担,提高居民健康期望寿命,努力全方位、全周期保障人民健康。中医健康服务与管理通过中医学理论为指导,借助中医传统技术及现代科学技术,对全社会的个人或群体的健康进行全面监测、分析、评估,提供健康咨询和指导,以及对健康危险因素进行干预。相较于现代健康服务与管理,中医健康服务与管理存在许多优势,不失为一种发扬中医文化的途径。《纲要》提出的目标为:到 2030 年,中医药治理体系和治理能力现代化水平显著提升,中医药服务领域实现全覆盖,中医药健康服务能力显著增强,在治未病中的主导作用、在重大疾病治疗中的协同作用、在疾病康复中的核心作用得到充分发挥。

自"健康中国 2030"战略被提出以来,健康问题越来越受到人们的重视,健康管理已经上升到国家战略高度,而现有的人才配备难以满足庞大的社会需求。健康服务与管理作为一个新兴专业,正面临着十分强大的社会需求,并且需求量不断提升,同时与社会人口老龄化趋势相契合,可谓"朝阳专业",发展前景十分广阔。

2. 健康服务与管理专业就业影响因素分析

与强大的社会需求相比,健康服务与管理专业性人才的缺失显得较为严重。健康服务与管理是一门综合性的交叉学科,涉及预防医学、临床医学、社会科学等领域,其中,循证医学、流行病学、生物信息学、健康教育学(包括心理学、社会学、行为科学等)、运动和营养学都是与健康管理密切相关的重要学科。

健康服务与管理专业自 2016 年开设以来,已经经历 5 年时间,本专业的就业情况仍处于起步阶段,还未有相关就业统计数据。健康服务与管理专业呈现的"社会需求大,就业情况不乐观"的矛盾的可能原因主要有:

(1) 健康服务与管理专业公众了解度较低:由于宣传不到位,从政府、企业到普通民众,对该专业知之甚少。毕业生普遍反映在国家公务员招录中,很少有政府部门招考健康服务与管理专业学生,即使有的招录职位与本专业很吻合,也没有列示该专业。这种现象在市(县)公务员和事业单位招录中更普遍。这使得大部分毕业生只得报考没有专业限制的职位,而这些职位往往报考的人数特别多,竞争惨烈。同时,教育部研究生专业目录中只有公共管理一级学科下的行政管理,而没有健康服务与管理,因此该专业本科毕业生在攻读公共管理研究生时,面临着与行政管理专业毕业生不平等的竞争局面,也使得许多毕业生只能选择相近的专业,甚至转行报考其他专业。本来企业是吸收劳动力最多的经济体,由于企业对该专业不了解,毕业生失去大块就业市场。

(2)相较医师缺乏医疗服务专业性:健康服务与管理专业人才属于健康咨询服务人员,而非医师,自然在有为个体提供医疗服务的资格权限方面有所欠缺。同时,由于医学知识储备不足、培训体系不完善,现有健康服务与管理师职业胜任力较弱,处于一种先天不足、后天失养的尴尬境地。面对无症状的亚临床疾病患者,或者未达到临床诊断标准的亚健康人群,他们不能及时、准确地鉴别与评估个体的健康状况,不能因人而异、因时制宜地采取合理有效的干预治疗措施,不能胜任亚健康、亚临床状态,乃至临床状态的健康服务与管理工作。

(3)学生对自身专业认识不足:健康服务与管理专业人才的定位首先是一种复合型人才,这就要求健康服务与管理专业人才必须是全能型人才,要学习各方面的知识,不断充实自己。健康服务与管理专业人才在面对日趋激烈的社会竞争时,需要不断地完善自己才能在竞争中脱颖而出,实现自己的价值。在完善自己的过程中,首先要做的就是正确进行自我定位。在选择健康服务与管理作为自己的专业后,要了解健康服务与管理专业的特点。但是在专业学习过程中该专业学生往往将专业定位在一个错误的位置,就使得在整个专业学习中找不准方向。

第三节　专业相关资证考试

健康管理与服务专业是横跨医学与管理学的新兴专业。目前我国健康管理与服务专业的资格证书主要以国家健康管理师资格证为主。

一、健康管理师简介

健康管理师是指从事针对个体和群体，从营养和心理两方面进行健康检测、分析、评估以及健康咨询、指导和危险因素干预等工作的专业人员。健康管理师是营养师、心理咨询师、体检医生、预防医学医生、健康教育专家、医学信息管理人员的综合体。

陈君石和黄建始主编的《健康管理师》教科书中关于健康管理的定义为：对个体或群体的健康进行全面监测、分析、评估，提供健康咨询和指导以及对健康危险因素进行干预的全过程。健康管理的宗旨是调动个体和群体及整个社会的积极性，有效地利用有限的资源来达到最大的健康效果。健康管理的具体做法就是为个体和群体（包括政府）提供有针对性的科学健康信息并创造条件采取行动来改善健康。

健康管理的思路和实践最早出现在美国。随着人口的老龄化和慢性病的巨大的疾病负担不断加剧，医疗费用不断上涨，国家的经济不堪重负。英国、德国和日本等发达国家也开始对健康管理进行研究。我国对健康管理师的政策始于 2005 年，卫生部职业技能鉴定指导中心组织相关领域的专家启动了健康管理师国家职业的申报工作，同年劳动和社会保障部批准将健康管理师列为卫生行业特有国家职业。2006 年，卫生部发布公告，健康管理师作为新职业被纳入卫生行业特有职业，并给出明确定义，健康管理师是从事对人群或个人健康和疾病进行监测、分析、评估以及健康维护和健康促进的专业人员。2007 年劳动和社会保障部、卫生部共同组织有关专家，制定了《健康管理师国家职业标准（试行）》。健康管理师于 2017 年 9 月 12 日正式被国家卫健委纳入国家职业资格目录,自 2018 年起技能鉴定工作由国家卫健委统一考试鉴定,健康管理师正式进入卫健委统筹管理证书范围且中专或非医药专业考生必须通过培训机构完成标准课时的培训,才能报名参加健康管理师考试,2019 年 12 月 28 日,《中华人民共和国基本医疗卫生与健康促进法》通过,国家推进基本医疗服务实行分级诊疗制度,健康管理师与执业医师、执业护士并行"三师共管",健康管理师受到国家层面的推进,地位不断提升,2018 年 11 月我国健康管理师考试通过率为 44%。

我国健康管理师共设有三个等级:三级健康管理师(国家职业资格三级)、二级健康管理师(国家职业资格二级)和一级健康管理师(国家职业资格一级),以下为申请条件:

三级健康管理师资格证申请条件:

(1)具有医药卫生专业大学专科以上学历证书。

(2)具有非医药卫生专业大学专科以上学历证书,连续从事本职业或相关职业工作 2 年以上,经三级健康管理师正规培训达规定标准学时数,并取得结业证书。

(3)具有医药卫生专业中等专科以上学历证书,连续从事本职业或相关职业工作 3 年以上,经三级健康管理师正规培训达规定标准学时数,并取得结业证书。

二级健康管理师资格证申请条件:

(1)取得三级健康管理师职业资格证书后,连续从事本职业工作 5 年以上。

(2)取得三级健康管理师职业资格证书后,连续从事本职业工作 4 年以上,经二级健康管理师正规培训达规定标准学时数,并取得结业证书。

(3)具有医药卫生专业本科学历证书,取得三级健康管理师职业资格证书后,连续从事本职业工作 4 年以上。

(4)具有医药卫生专业本科学历证书,取得三级健康管理师职业资格证书后,连续从事本职业工作 3 年以上,经二级健康管理师正规培训达规定标准学时数,并取得结业证书。

(5)取得医药卫生专业中级及以上专业技术职务任职资格后,经二级健康管理师正规培训达规定标准学时数,并取得结业证书。

（6）具有医药卫生专业硕士研究生及以上学历证书，连续从事本职业或相关职业工作 2 年以上。

一级健康管理师资格证申请条件：

（1）取得二级健康管理师职业资格证书后，连续从事本职业工作 4 年以上。

（2）取得二级健康管理师职业资格证书后，连续从事本职业工作 3 年以上，经一级健康管理师正规培训达规定标准学时数，并取得结业证书。

（3）具有医药卫生专业大学本科学历证书，连续从事本职业或相关职业工作 13 年以上。

（4）取得医药卫生专业副高级及以上专业技术职务任职资格后，经一级健康管理师正规培训达规定标准学时数，并取得结业证书。

（5）具有医药卫生专业硕士、博士研究生学历证书，连续从事本职业或相关职业工作 10 年以上。

鉴定方式：分为理论知识考试和专业能力考核。理论知识考试采用闭卷笔试方式或上机操作方式，专业能力考核采用现场实际操作方式或闭卷笔试方式。理论知识考试和专业能力考核均实行百分制，成绩皆达 60 分及以上者合格。二级健康管理师和一级健康管理师还须进行综合评审。

二、健康管理师的职业能力要求

（一）健康管理师需要具备以下职业要求：

（1）健康管理基本知识：

① 健康管理的基本概念与组成；

② 健康风险评估理论与应用。

（2）健康保险相关知识：

① 中国医疗保险与商业健康保险的现状；

② 中国医疗保险与商业健康保险的原理和方法。

（3）医学基础知识：

① 临床医学基础知识；

② 预防医学基础知识；

③ 常见慢性非传染性疾病基本知识；

④ 卫生保健基本知识；

⑤ 流行病学和生物统计学基础知识;

⑥ 健康教育学基础知识;

⑦ 中医养生学基础知识。

（4）其他相关知识：

① 医学信息学基本概念;

② 营养与食品安全基础知识;

③ 心理健康概念;

④ 健康相关产品知识;

⑤ 医学伦理学的基本概念;

⑥ 健康营销学相关知识。

（5）相关法律、法规知识：

①《中华人民共和国劳动法》相关知识;

②《中华人民共和国消费者权益保护法》相关知识;

③《中华人民共和国执业医师法》《中华人民共和国食品法》等卫生相关法律、法规知识。

（二）职业能力要求

（1）健康监测

① 信息分析与利用:能够分析和确定个体的健康需求;能够分析和量化群体的健康需求;能够确认和解释健康检查结果;能够分析个体和群体健康或疾病发展趋势,提出解决方案。

② 群体监测方案制定与实施:能够指导群体监测方案的制订;能够审核群体监测实施方案;能够组织和指导方案实施的质量控制;能书评估监测方案,提出修订意见。

（2）健康风险评估与分析

① 群体风险评估:能够根据健康危险因素确定不同群体的风险程度;能够分析群体健康风险趋势,提出评估报告。

② 群体风险管理:能够确定健康风险管理重点、方法与质量控制原则。

（3）健康指导

① 健康教育:能够审核健康教育计划,能够编写健康教育材料,能够评估个体或群体健康教育效果。

② 健康维护:能够制定健康维护计划,能够组织和实施健康维护计划,能够评估个体或群体健康改善的效果。

(4) 健康危险因素干预

① 制定干预计划:能够评价和修正个体健康危险因素干预计划,能够根据健康群体需求评估结果制定群体健康危险因素干预计划。

② 实施与评估:能够根据评估结果提出改进建议,能够分析干预的成本-效果和成本-效益。

三、健康管理师的职业前景

1. 健康管理师在现阶段的需求形成背景

(1) 人口老龄化的迅速发展:健康管理计划可通过健康信息收集、风险评估,对老年人进行健康指导和预防,从而控制低风险向高风险流动,甚至实现高风险向低风险流动,从而节约有限的医疗卫生资源,降低医疗卫生费用,缓解社会压力。

(2) 慢性病患病率、死亡率迅速上升:根据 WHO 慢性病全球报告,当前慢性病正在严重威胁人类的健康和生命。全程预防和控制慢性非传染性疾病的发生,降低慢性病患病率、早亡及失能,提高患者及伤残者的生活质量成为慢性病防治的首要目的。健康管理在个人健康状况进行评价的基础上,提供准确、有针对性的健康管理计划,鼓励和促使人们采取行动来维护和改善自己的健康,同时倡导群体,包括政府,为人们采取行动来改善健康创造条件。由此可见健康管理是慢性病防治的主要手段和迫切需求。

(3) 医疗费用快速上涨:巨额的医疗费用给个人、家庭、集体和政府都造成了沉重的经济负担。健康管理具有"不治已病治未病""防患于未然"的特点,重视监测危险因素,预防疾病发生、发展,追踪和保护重点人群,因而能降低疾病风险,维护人们的健康,最终能够降低医疗卫生费用,缓解人们"看病贵"的难题。

(4) 健康保障模式的改变:自 1998 年我国改革公费、劳保医疗制度至今,我国社会医疗保险覆盖率大幅度下降。下岗和失业人员、待业人员、老年人、儿童等脆弱人群更是游离在社会医疗保险之外。健康管理既能降低人们的患病风险,减少医疗费用支出;又能与健康保险相结合,有效地保障人们的医疗费用,从而减少"因病致贫、因病返贫"现象的发生,保障人们的健康权益。

(5)居民健康意识的不断提升和巨大的健康需求缺口:健康是人类永恒的追求,关乎千千万万个家庭的幸福。伴随我国经济社会的持续快速发展,城镇化、工业化以及人口老龄化进程加快,疾病谱改变等造成了急性传染病和慢性病的双重负担,因此,以健康为目标,通过三级预防等健康管理技术尽可能地降低疾病发生和发展的风险是满足居民健康需求、缓解疾病经济负担的治本方法。社会需求的巨大推动力量是健康管理师职业发展最大的机遇和动力。我国的健康问题不是能立刻解决的,想要提高国民健康素质,那就要引导国民把健康观念由以"疾病治疗"为中心转向以"疾病防治"为中心。健康管理师会被医院、家庭医生、社区医院、诊所、药店、健康中心等等健康医疗行业广泛需求,甚至连保险从业人员都需要考健康管理师证。

2. 健康管理师职业前景

(1)健康保险机构:健康保险是健康管理在国外应用的一个主要方面。从健康保险的经营目标看,通过提供专业化、个性化的健康管理服务,满足客户健康服务的需求;通过实施专业化的健康诊疗风险控制,降低保险公司的赔付率,扩大利润空间。从健康保险的现实需要看,健康管理涉及医疗服务全过程的管理,风险控制效果理想,是在保险经营各环节中实现费用保障与服务保障相结合的有效手段。高水平的健康管理服务能够体现健康保险专业化经营的水准,是体现健康保险专业化经营效益和水平的重要标志。

(2)社区卫生中心:结合社区卫生服务的特点和需要,健康管理可在以下三个方面提供帮助。第一,识别、控制健康危险因素,实施个体化健康教育;第二,指导医疗需求和医疗服务,辅助临床决策;第三,实现全程健康信息管理。健康管理个性化的健康评估体系和完善的信息管理系统,有望成为社区利用健康管理服务的突破点和启动点。

(3)健康管理企业:根据国外的实践经验,健康管理在企业中的应用主要包括企业人群健康状况评价、企业人群医疗费用分析与控制、企业人力资源分析等三个方面。随着健康管理服务的不断深入和规范,针对企业自身的特点和需求,开展体检后的健康干预与促进,实施工作场所的健康管理项目将是健康管理在企业中应用的主要方向。

第四节　学历深造

想从事健康管理与服务研究工作的同学，也可以进一步攻读学术型的硕士、博士学位，将来进入设有相关专业的高等院校、科研机构从事教学科研工作，成为从事健康管理研究相关工作的研究人员。

一、国内读研

"健康服务与管理专业是 2016 年新开设的本科专业，与此对应的硕士专业包括健康管理专业及方向。其中，有 6 所高校开设了此硕士专业，含天津中医药大学、大连医科大学、杭州师范大学、北京中医药大学、新疆医科大学和重庆医科大学。此外，还有众多院校设立了健康管理研究方向，如南京大学、东南大学、浙江中医药大学、首都医科大学等。健康管理专业人才培养方式横跨医学与管理学，可以报考医学、管理学方向的专业。

目前开设的健康管理专业硕士专业考试科目具体如下：

(1) 天津中医药大学。健康管理(1201J3)：思想政治理论(101)，英语一(201)，数学三(303)，管理经济学(802)。

(2) 大连医科大学。健康管理(1002Z2)：思想政治理论(101)，英语一(201)，医学综合(西医)(707)。

(3) 杭州师范大学。健康管理(1204Z1)：思想政治理论(101)，英语一(201)或日语(203)，公共管理学(711)，健康管理学(843)。

(4) 北京中医药大学。健康管理学(1005Z9)：思想政治理论(101)，英语(201)，基础医学综合(中医)(611)。

(5) 新疆医科大学。健康管理学(1002J2)：思想政治理论(101)，英语一(201)，西医综合(615)或健康管理综合(617)。

(6) 重庆医科大学。健康管理学(1002Z6)：思想政治理论(101)，英语一(201)，医学综合(699)。

设立的相关健康管理研究方向部分学校考试科目如下：

（1）南京大学。社会医学与卫生事业管理（120402）：大数据与健康管理（01）：思想政治理论（101），英语一（201）或俄语（202）或日语（203），公共管理基础（661），公共卫生事业管理（952）。

（2）东南大学。公共卫生（专业学位）（105300）：健康政策与管理（01、F1）：思想政治理论（101），英语（201），临床医学综合能力（西医）（306）或卫生综合（353）。

（3）浙江中医药大学。

中西医结合预防医学（1006Z1）：治未病与健康管理（01）：思想政治理论（101），英语一（201），中医综合（615）或卫生综合（353）或西医综合（613）或生物综合（612）或医学检验综合（619）或卫生检验综合（622）。

公共管理（专业学位）（125200）：健康服务与健康管理（04）：管理类联考综合能力（199），英语二（204）。

中医药卫生事业管理（1005Z1）：治未病与健康管理（04）：思想政治理论（101），英语（201），中医综合（615）或管理综合（617）。

（4）河南中医药大学。公共管理（125200）：健康管理（04）：管理类联考综合能力（199），英语二（204）。

（5）首都医科大学。

社会医学与卫生事业管理（120402）：健康管理理论和实践研究（02）：思想政治理论（101），英语一（201），公共卫生综合（613），管理学基础（805）。

社会医学与卫生事业管理（120402）：卫生政策、健康管理、医患关系研究（06）：思想政治理论（101），英语一（201），公共卫生综合（613），管理学基础（805）。

（6）贵州中医药大学。公共管理（125200）：健康服务管理（02）：管理类联考综合能力（199），英语二（204）。"

同时，台湾义首大学也设立了健康管理硕士专业。台湾义首大学（I-Shou University）是台湾省的一所综合大学，前身是高雄工学院。其健康管理专业课程安排恰到好处，多样化教学给了研究生多面的发展机会，同时学校采取了一系列措施来鞭策学生进行专业学习，从而使得学生的自我要求较高，专业性较强。

二、国外读研

1. 国外健康管理形势

国外健康管理专业设置较早，有较为完善的教学机制。

在院系设置方面，美国多数高校的健康管理专业设在公共卫生学院，也有部分高校将其设在公共政策学院或公共事务学院，健康管理专业也多以卫生政策与管理或健康管理与政策的名称出现。在学位设置方面，美国高校的健康管理专业一般是硕士学位的专业，极少有本科开设这个专业，健康管理专业被划分为公共卫生领域，也属于医学领域。健康管理硕士学位主要有公共卫生硕士、健康管理硕士、公共管理硕士、科学公共卫生硕士。在课程设置方面：本科阶段，学生学习的是公共卫生专业，一般要学习生物学预备知识、数学预备知识、社会科学预备知识、公共卫生知识；硕士阶段，学生的学习向专业化延伸，学习的健康管理专业课程更加深入，主要有公共卫生、健康管理基础知识、健康管理成本、公共卫生决策等。

英国对健康管理专业人才的培养不再局限于纯医学背景，而是更加注重培养具备综合能力、全面发展的高素质人才，英国健康管理专业的学生有很多是具有市场营销、人力资源管理、战略管理等其他专业背景的人。来自医学院校和非医学院校学生的区别主要是是否会从事与他们专业背景相关的健康服务工作。放眼西方，大约在1966年，欧洲就成立了欧洲地区公共卫生高校同盟，设立MPH学位，旨在培养健康管理专业人才，在半个世纪的发展中，西方国家的健康管理学科体系日益系统化和规范化。

2. 学院介绍

法国格勒诺布尔大学创建于1339年，是一所拥有近700年历史的国立综合研究型大学，是欧洲最古老的大学之一，教学科研实力处于法国顶尖、世界一流水平，医疗健康管理硕士学位项目将帮助学员了解如何通过体验当前的研究和行业实践趋势来应对医疗健康行业的新高地，提升准确评估和把握机会的能力，创新和提高与医疗健康有关的所有领域的生产，结合实际管理技能为医疗健康领域的企业构建创新的业务以及实效的解决方案。

蒙彼利埃大学DHM项目，全称"医疗健康管理博士"（doctorate in health management），是基于法国蒙彼利埃大学医学院悠久扎实的学术基础及管理学院的雄厚实力,同时结合中国健康产业的发展状况,为中国健康领域有丰富实战管理经验的专业人才量身打造的博士项目。DHM项目注重前瞻性地将实际需求和理论相结合的教育理念,为DHM学员提供国内外管理理论以及基于国内外健康行业的专业课程的学习机会,浸入式地交叉学习不同文化下的健康产业发展趋势和企业管理理论,培养学员前瞻性视野及全球领导者的意识和能力,并最终成为中国未来健康产业的推动者和引领者。同时,蒙彼利埃大学现有医疗健康管理硕士(MHM)项目,此项目是专门为从事新兴医疗健康事业的管理者和经营者、从事传统医疗健康事业寻求创新变化的管理者,以及期待转型加入医疗健康产业的管理者量身打造的。此项目从全球化视角、医疗健康行业发展的可持续性,以及健康行业现代化管理等多个维度为医疗健康行业各细分领域的现任管理者和未来管理者提供了一个授业解惑、解决企业管理痛点以及拓展交流的高端研究平台。

密歇根大学设有19个学院,各学院的学术水平排名领先群雄,被誉为"公立常春藤",其医学院与公共卫生学院在美国十分有名,均列美国高校同类学院的前5位,该校注重微观机构的管理,培养出众多一线医疗机构管理人才;美国密歇根大学健康风险评估信息系统的更新、换代工作,拥有丰富的数据驱动的健康管理工作经验。密歇根大学健康管理研究团队专注于工作场所健康管理服务与健康经济的研究,以促进健康管理服务业的蓬勃发展。基于真实世界研究的数据并结合人工智能技术的应用,促进了美国精准人群健康管理的开展,从而为美国企业创造了较大的经济效益。

澳大利亚新南威尔士大学创立于1949年,主校区坐落于南半球金融、贸易与旅游中心——澳大利亚新南威尔士州首府悉尼,是一所享誉世界的顶尖公立研究型大学,其健康管理硕士项目致力于提高学生高级卫生服务管理所需的知识与技能,旨在提高学生在战略规划、政策与决策方面的领导力,使其能够应对当前卫生领域安全与质量面对的挑战。同时致力于培养具有判断力且能对健康相关问题与卫生系统提供支持的卫生从业者。

📖 **思考题**

1. 作为健康服务与管理相关专业的学生,需要培养何种素质?

2. 为自己做一份职业规划。

3. 在就业过程中如何摆正自己的心态?

>>>>>> 第七章

健康服务与管理专业学习辅导

 内容提要 ·······································

　　健康服务与管理是近年才开始兴起的一门新兴学科。伴随着健康管理实践的发展,健康服务与管理的思想逐步地系统化和理论化,在此过程中,出现了大量的健康服务与管理理论的专家和实践者。本章主要依照健康服务与管理理论发展的不同阶段,介绍健康服务与管理相关学科的理论发展于健康管理实践中具有较大影响力的代表人物和重要著作,以及目前进行相关研究的主流期刊和网站,为学生学习健康服务与管理专业提供更为详细的参考和辅导资料。

第一节　专业名人

一、管理学相关名人

泰勒(Frederick Winslow Taylor,1856—1915),是"科学管理理论"的创始人,被誉为"科学管理之父"。曾获宾夕法尼亚大学理科荣誉博士学位和霍巴特学院文科荣誉博士学位,在管理方面的著作主要有:《计件工资制》(1895)、《工厂管理》(1903)、《大学和工厂中纪律和方法的比较》(1906)、《效率的福音》(1911),以及《科学管理原理》(1911)和《科学管理》(1912)等。其中,以《科学管理原理》最为著名,泰勒的科学管理理论主要就体现在这本书内。泰勒所创立的管理理论主要有以下几个观点:第一,科学管理的根本目的是谋求最高工作效率;第二,科学的管理方法是取得最高工作效率的重要手段;第三,实施科学管理的核心问题是要求管理人员和工人双方在精神上和思想上有彻底变革。某种意义上可以说,正是科学管理运动兴起,才促成了西方公共行政管理学的产生和兴盛,而对这场科学管理运动的形成起着决定性影响的就是泰勒的"科学管理理论"。

韦伯(Max Weber,1864—1920),德国社会学家、经济学家,一生致力于社会、经济和政治问题研究,写下了《经济与社会》《新教伦理与资本主义精神》《一般经济史》《社会和经济组织理论》《社会学论文集》《政治论文集》《科学论文集》《国家社会学》等大量学术著作,创建了许多颇为著名的理论学说,对社会学、经济学、政治学和管理理论的发展做出了极为重要的贡献。

巴纳德(Chester I. Barnard,1886—1961),系统组织理论创始人,是西方管理科学发展史上最早运用"系统"观点表述组织概念,并且建立了一套影响深远的组织理论体系的著名美国管理学家,被誉为"现代管理理论之父"。他长期从事组织管理工作,曾任洛克菲勒基金会董事长等,在长期管理实践基础上创立的系统行政组织理论使他获得布朗大学等七个著名大学的荣誉博士学位。他撰写了包括管理学名著《经理人员的职能》(1938)、《组织与管理》(1948)在内的大量重要论著,其系统行政组织理论的主要观点就体现在他的那本被誉为管理学经典的代表作《经理人员的职能》一书中。

西蒙(Herbert Alexander Simon,1916—2001),在公共行政管理学、经济学、政治学、心理学、逻辑学以及人工智能等诸多研究领域均具有重要影响力的著名学者。1943 年在芝加哥大学获得博士学位,在美国卡内基梅隆大学担任行政学、心理学、计算机科学教授,还从事过计量经济学的研究,是诺贝尔奖历史上唯一的一位以非经济学家的身份获得诺贝尔经济学奖的学者。他撰有《行政行为——行政组织决策过程的研究》(1947)、《公共行政》(1950)、《组织》(1958)、《经济学与行为科学中的决策理论》(1959)、《管理决策新科学》(1960)等多部公共行政管理学经典著作。他的主要贡献就在于在管理领域内找到了一套科学的决策方法,以便对复杂的多方案问题进行明确的、合理的、迅速的选择。西蒙的"决策理论"学派的主要观点包括:管理就是决策,决策分为程序性决策和非程序性决策。

麦格雷戈(Douglas Murray McGregor,1906—1964),当代美国著名的行为科学家和管理学家。在哈佛大学获得哲学博士学位后在哈佛大学任教,后转至麻省理工学院任教。他擅长社会心理学和组织管理学,出版著作《企业的人性方面》(1960)、《领导和激励:道格拉斯·麦格雷戈论文集》(1966)、《职业的经理》(1967)等,他的公共人事管理理论主要表现为他基于传统 X 理论的合理内核的扬弃而提出的以注重发挥公务人员才干和热情,重视人的行为,尊重人格为特征的 Y 理论。

德鲁克(Peter F. Drucker,1909—2005),当代极负盛名的美国管理学大师,被誉为"现代管理学之父"。在 20 世纪 70 年代西方管理科学思想发展十分迅速的重要时期,德鲁克提出了目标管理概念,并在此基础上进一步创立了目标管理理论,对公共行政管理产生了重要影响。主要著作有《管理的实践》(1954)、《有效的管理者》、《效果管理》、《管理:任务、责任、实践》,逐步建立了他关于目标管理的理论学说。

二、医学与卫生健康相关名人

爱德华·詹纳(Edward Jenner,1749—1823),英国医学家、科学家,以研究和推广牛痘疫苗,防止天花而闻名,被称为"免疫学之父"。1792年在圣安德鲁斯大学获得医学学位,当时恐怖的天花病毒泛滥,詹纳想尽他所能去济世救民。1796年,詹纳顶着种种压力在一名8岁男孩的身上进行了牛痘接种天花的人体试验,结果表明小男孩在出现了一系列感染天花的轻微症状后,再给他接种人痘都不会有任何天花的症状,这场被一些人指责为拿人命赌博的试验最终以完全胜利而告终。1798年詹纳非正式发表了《天花疫苗因果之调查》,公布了牛痘疫苗能预防天花的试验结果。1980年,第23届世界卫生大会正式宣布天花被完全消灭,天花病毒在自然界已不复存在,詹纳为人类健康做出的贡献是绝无仅有的,后人给予他所有的荣誉,他完全当之无愧。

查德威克(Edwin Chadwick,1800—1890),英国著名的社会改革家、杰出的公共卫生领袖。1842年查德威克发表了《关于英国劳动人口卫生状况的调查报告》,该报告反映了伦敦令人震惊的劳动群众卫生问题,用大量事实说明了疾病与公共卫生的关系,促进了英国民众卫生意识的觉醒,是公共卫生发展史上最具影响力的文件之一。他领导的卫生改革开创了英国公共卫生运动的先河,其倡导的国家管控公共卫生思想成为后世公共卫生制度演变的基础。

约翰·斯诺(John Snow,1813—1858),英国麻醉学家、流行病学家,被认为是麻醉医学和公共卫生医学的开拓者。1843年获伦敦大学学士学位,次年获得博士学位,曾为维多利亚女王的私人医生。斯诺从1831年从事医学活动起就注意了对霍乱的调查研究。1854年,伦敦霍乱流行。不同于其他医生,斯诺认为霍乱是一种能繁殖的由水传播的活细胞所致,他提供了一份流行病学文件,证明了霍乱的流行来源于百老大街的水泵。虽然斯诺没有发现导致霍乱的病原体,但他创造性地使用空间统计学查找传染源,并以此证明了这种方法的价值。直至今天,绘制地图已成为医学地理学及传染学中的一项基本研究方法。

微尔啸(Rudolf Virchow,1821—1902),德国著名内科医生,病理学家、细胞病理学创始人,也是社会改革家、政治家、社会医学鼻祖。1843年微尔啸获得柏林大学医学博士学位,之后受聘担任维茨堡大学病理学教授,开始对细胞进行专项研究,他在细胞学说的基础上完善了细胞病理学理论,大力推动了细胞病理学的发展。1858 年,微尔啸撰写德巨著《细胞病理学》出版,自此创建了细胞病理学说。

巴斯德(Louis Pasteur,1822—1895),法国著名微生物学家、化学家,近代微生物学的奠基人。巴斯德开辟了微生物领域,创立了一套独特的微生物学基本研究方法,用"实践—理论—实践"的方法开始研究。巴斯德虽然不是细菌的最早发现者,但是他强调医生要使用消毒法来杀死细菌,同时发展了在饮料中杀菌的方法,后称之为巴氏消毒法(加热灭菌)。1857 年巴斯德发表的《关于乳酸发酵的记录》是微生物学界公认的经典论文。1880 年巴斯德成功地研制出鸡霍乱疫苗、狂犬病疫苗等多种疫苗,其理论和免疫法引起了医学实践的重大变革,被视为细菌学之祖。

伍连德(1879—1960),马来西亚华侨,公共卫生学家,医学博士,中国检疫、防疫事业的先驱。中华医学会创始人兼总编辑、首任会长,北京协和医学院及北京协和医院的主要筹办者。1896 年留学英国剑桥大学伊曼纽尔学院(Emmanuel College,Cambridge),毕业时考入圣玛丽医院实习,从事热带病研究。1920 年在美国约翰斯·霍普金斯大学进修学校卫生和公共卫生,随后开始研究公共卫生和检疫防疫事业。主要论著有《论中国当筹防病之法及实行卫生之方》(1915)、《传染病之预防》(1916)、《中国公共卫生之经费问题》(1929)等。

刘瑞恒(1890—1961),我国著名医学专家,近代公共卫生事业创建者,中国创伤医学的奠基人。1930 年考入北洋大学堂(现天津大学),1906 年留学美国哈佛大学,获医学博士学位,回国后任北京协和医院第一任华人院长和中华医学会会长,专攻癌症外科。1924 年刘瑞恒转而从事公共卫生事业,次年与协和公共卫生教授美国教授兰安生(J. B. Grant)在北京建立了第一卫生事务所,开创了中国公共卫生事业的先河。

郭清,现任杭州师范大学副校长、医学院院长、卫生政策与管理研究所所长、智能健康管理研究院院长,研究方向为初级卫生保健与社区卫生服务、卫生政策与管理。2002 年就读于华中科技大学同济医学院流行病与卫生统计学专业,获医学博士学位,2005 年赴美国哈佛大学进行高级访问学者和博士后研究,是美国麻省医药学院名誉科学博士,国家健康科普专家库第一批成员。出版著作有《社区卫生服务理论与实践》(2000)、《卫生管理学》(2005)、《健康和谐之路》(2006)等。

武留信,我国著名健康管理专家,从事心血管临床、人体健康标准、亚健康及健康管理研究 20 余年,是国内较早开展亚健康和健康管理学研究的资深学者之一。现任解放军空军航空医学研究所研究员、中关村新智源健康管理研究院院长、郑州颐和医院健康管理中心首席专家,曾任中华医学会健康管理学分会主任委员、中华中医药学会亚健康分会副主任委员、《中华健康管理学杂志》副主编、中国保健协会科普教育分会首席健康教育专家。发表学术论文 60 余篇,2007 年出版《亚健康学》,是我国健康管理理念的引进和推广者、健康产业研究的学术带头人。

第二节　专业名著

一、管理学阅读书籍

《管理学》(第 9 版),[美]哈德罗·孔茨、海因茨·韦里克著,经济科学出版社,1993 年。

《管理思想的演变》,[美]D. A. 雷恩著,中国社会科学出版社,1995 年。

《管理学基础》(第 10 版),[美]唐纳利、吉布森、伊凡瑟维奇著,机械工业出版社,1998 年。

《管理学:历史与现状(英文版)》,[美]钱德勒等著,东北财经大学出版社,1998 年。

《管理学精要:亚洲篇》,[美]约瑟夫·M. 普蒂等著,丁慧平等译,机械工业出版社,1999 年。

《公共管理导论》,[澳]欧文·E. 休斯著,彭和平等译,中国人民大学出版社,2001 年。

《管理学案例(第2版)》,[加]普拉蒂玛·班塞尔著,李雪峰等译,机械工业出版社,2002年。

《布莱克韦尔人力资源管理学百科辞典》,[英]劳伦斯·H.彼德斯等主编,牛雄鹰、魏立群译,对外经济贸易大学出版社,2002年。

《现代管理学》(第9版),[美]塞托著,清华大学出版社,2003年。

《管理学》,周三多、陈传明、鲁明泓著,复旦大学出版社,2003年。

《战略管理学概念与案例》(原书第12版),[美]托马森·斯特里克兰著,机械工业出版社,2003年。

《组织理论与设计》(第7版),[美]达夫特著,清华大学出版社,2003年。

《公共组织理论》(第3版),[美]罗伯特·B.登哈特著,扶松茂等译,中国人民大学出版社,2003年。

《21世纪非营利组织管理》,[美]詹姆斯·P.盖拉特著,邓国胜等译,中国人民大学出版社,2003年。

《管理学课程精华集》,[澳]尼格拉斯·撒母耳著,黎平海译,暨南大学出版社,2003年。

《管理学:构建新时代的竞争优势》(第5版),[英]托马斯·贝特曼等著,王雪莉译,中国财政经济出版社,2004年。

《组织领导学(第5版)》,[美]加里·尤克尔著,陶文昭译,中国人民大学出版社,2004年。

《组织行为学基本原则》,[美]尚普著,宋巍巍、张微译,清华大学出版社,2004年。

《管理学基础》,[美]加雷思·琼斯、珍妮弗·乔治著,黄煜平译,人民邮电出版社,2004年。

《管理学:全球化视角》(第11版),[美]海因茨·韦里克、哈罗德·孔茨著,马春光译,经济科学出版社,2004年。

《管理学》(第7版),[美]斯蒂芬·P.罗宾斯著,中国人民大学出版社,2004年。

《新公共管理》,[英]简·莱恩著,赵成根等译,中国青年出版社,2004年。

《企业文化与经营业绩》,[美]约翰·P.科特等著,李晓涛译,中国人民大学出版社,2004年。

《系统思考:适于管理者的创造性整体论》,[英]迈克尔·C. 杰克逊著,高飞等译,中国人民大学出版社,2005 年。

《当代管理学》(第 3 版),[美]加雷思·琼斯等著,郑风田、赵淑芳译,人民邮电出版社,2005 年。

《管理学原理(原书第 4 版)》,[美]理查德·L. 达夫特等著,高增安等译,机械工业出版社,2005 年。

《管理学原理》,[美]谢默霍恩著,甘亚平译,人民邮电出版社,2005 年。

《管理学精要》(原书第 6 版),[美]哈罗德·孔茨等著,机械工业出版社,2005 年。

《管理学》(第 8 版),[美]罗宾斯等著,清华大学出版社,2005 年。

《卫生管理学》,[美]斯蒂芬·M. 肖著,北京医科大学出版社,2005 年。

《管理学方法论批判——管理理论效用与真实性的哲学探讨》,[英]格里斯利著,刘庆林、王群勇译,人民邮电出版社,2006 年。

《信息技术与管理》(第 2 版),[美]罗纳德·L. 汤普森等著,陈丽华等译,北京大学出版社,2006 年。

《管理学基础:核心概念与应用》(第 4 版),[美]罗宾斯等著,北京大学出版社,2006 年。

《管理学:满足和超越顾客期望》,[美]沃伦·R. 普拉克特等著,东北财经大学出版社,2006 年。

《公共政策经典》,[美]杰伊·M. 沙夫里茨著,北京大学出版社,2006 年。

《向世界最好的医院学管理》,[美]贝瑞、塞尔曼著,张国萍译,机械工业出版社,2009 年。

《医院管理传奇:从平庸到卓越》,[美]斯塔博菲尔德著,周清华、张国静译,人民军医出版社,2012 年。

《再造医疗:向最好的医院学管理(实践篇)》,[美]詹姆斯·钱皮、哈里·格林斯潘著,张丹等译,机械工业出版社,2013 年。

《医疗机构的战略管理:利益相关者管理方法》,[美]杰弗里·S. 哈里森著,机械工业出版社,2020 年。

二、经济学阅读书籍

《资本主义与自由》,〔美〕米尔顿·弗里德曼著,张瑞玉译,商务印书馆,1986 年。

《制度、制度变迁与经济建设》,〔美〕道格拉斯·C.诺斯著,上海三联出版社,1994 年。

《公共问题经济学》罗杰·里若·米勒等著,楼尊等译,上海财经大学出版社,1995 年。

《卫生保健经济学》,〔美〕保罗·J.费尔德斯坦著,费朝晖译,经济科学出版社,1998 年。

《经济学中的制度:老制度主义和新制度主义》,〔英〕马尔科姆·卢瑟福著,陈建波、郁仲莉译,中国社会科学出版社,1999 年。

《经济解释》,张五常著,商务印书馆出版社,2000 年。

《民主与福利经济学》,〔荷兰〕汉斯·范登·德尔著,陈刚等译,中国社会科学出版社,2001 年。

《制度经济学(社会秩序与公共政策)》,〔德〕柯武刚、史漫飞著,韩朝华译,商务印书馆,2001 年。

《社会资本——关于社会结构与行动的理论》,〔美〕林南著,张磊译,上海人民出版社,2005 年。

《福利国家经济学》,〔英〕尼古拉斯·巴尔著,邹明洳等译,中国劳动社会保障出版社,2003 年。

《社会制度的经济理论》,〔美〕安德鲁·肖特著,陆铭、陈钊译,上海财经大学出版社,2003 年。

《个人主义与经济秩序》,〔英〕哈耶克著,邓正来译,三联书店出版社,2003 年。

《制度与行为经济学》,〔美〕阿兰·斯密特著,刘璨、吴永荣译,中国人民大学出版社,2004 年。

《经济行为与制度》,〔冰岛〕思拉恩·埃格特森著,吴经邦等译,商务印书馆,2004 年。

《官僚制与公共经济学》,[美]威廉姆·A.尼斯坎南著,王浦劬译,中国青年出版社,2004年。

《卫生管理经济学》,[美]赫斯马特著,应向华译,北京大学医学出版社,2004年。

《民主的经济理论》,[美]安东尼·唐斯著,姚洋等译,上海世纪出版集团,2005年。

《国富论》,[英]亚当·斯密著,唐日松等译,华夏出版社,2005年。

《健康经济学》,[美]詹姆斯·亨德森著,人民邮电出版社,2008年。

《医疗改革的经济学》,俞炳匡著,中信出版社,2008年。

《公共问题经济学》,[美]罗杰·勒罗伊·米勒等著,冯文成等译,东北财经大学出版社,2009年。

《卫生经济学》(第6版),舍曼·富兰德等著,中国人民大学出版社,2011年.

三、医学与健康管理阅读书籍

《亚健康学》,孙涛编,中国中医药出版社,1970年。

《健康医学》,苏太洋著,中国科学技术出版社,1994年。

《社区卫生服务理论与实践》,郭清编,暨南大学出版社,2000年。

《聚焦卫生改革》,周良荣等著,中国社会科学出版社,2003年。

《保护公众健康:美国食品药品百年监管历程》,[美]菲利普·希尔茨著,姚明威译,中国水利水电出版社,2006年。

《健康和谐之路》,郭清著,浙江大学出版社,2006年。

《食品真相大揭秘》,安部司著,天津教育出版社,2007年。

《剑桥世界人类疾病史》,[美]肯尼思·F.基普尔著,上海科技教育出版社,2007年。

《社会医学》,龚幼龙编,人民卫生出版社,2007年。

《生活之道》,[英]威廉·奥斯勒著,邓伯宸译,广西师范大学出版社,2007年。

《国际医疗卫生体制改革与中国》,饶克勤著,中国协和医科大学出版社,2007年。

《走向全民医保:中国新医改的战略与战术》,顾昕著,中国劳动与社会保障出版社,2008年。

《洁净与危险》,[英]玛丽·道格拉斯著,黄剑波等译,民族出版社,2008年。

《卫生服务管理:理论与实践》(卫生管理经典译丛),[澳]哈里斯著,陈娟等译,北京大学医学出版社,2009年。

《医学的人文呼唤》,王一方、赵明杰编,中国协和医科大学出版社,2009年。

《医疗大趋势》,[美]斯蒂芬著,杨进刚译,科学出版社,2009年。

《阿图医生》,[美]阿图·葛文德著,华文出版社,2010年。

《疾痛的故事:苦难、治愈与人的境况》,[美]阿瑟·克莱曼著,方筱丽译,上海译文出版社,2010年。

《最年轻的科学》,[美]刘易斯·托马斯著,湖南科学技术出版社,2011年。

《鼠疫》,[法]阿贝尔·加缪著,上海译文出版社,2011年。

《家庭健康管理》,毛哲著,天津科学技术出版社,2011年。

《健康管理学概论》,郭清著,人民卫生出版社,2011年。

《基础医学概论》,张根葆著,中国科学技术大学出版社,2012年。

《面对疾病:传统中国社会的医疗观念与组织》,梁其姿著,中国人民大学出版社,2012年。

《致命接触:全球大型传染病探秘之旅》,[美]大卫·奎曼著,刘颖译,中信出版社,2014年。

《基本医疗卫生服务购买理论与实践》,胡敏著,复旦大学出版社,2015年。

《中华健康管理学》,中国健康促进基金会著,人民卫生出版社,2016年。

《公共卫生应急:理论与实践》,朱凤才、沈孝兵著,东南大学出版社,2017年。

《健康管理与促进:理论及实践》,中国保健协会、国家卫生计生委卫生发展研究中心编,人民卫生出版社,2017年。

《国民体质与健康循证研究》,李森著,南京大学出版社,2018年。

《大流感——最致命瘟疫的史诗》,[美]约翰·M.巴里著,刘念译,上海科技教育出版社,2018年。

《我们为什么会生病》,[美]伦道夫·M.尼斯、乔治·C.威廉斯著,易凡等译,湖南科学技术出版社,2018年。

四、科研方法阅读书籍

《现代社会研究方法》,[美]贝利著,许真译,上海人民出版社,1986年。

《社会学研究方法》,[法]迪尔凯姆著,胡伟译,华夏出版社,1988年。

《社会科学的比较方法》,[美]尼尔·J.斯梅尔塞著,王宏周等译,社会科学文献出版社,1992年。

《社会科学方法论》,[德]马克斯·韦伯著,李秋零等译,中国人民大学出版社,1999年。

《社会研究方法》,[美]艾尔·巴比著,邱泽奇译,华夏出版社,2000年。

《社会研究方法基础》,[美]艾尔·巴比著,邱泽奇译,华夏出版社,2002年。

《公共管理中的量化方法:技术与应用》(第3版),[美]苏珊·韦尔奇、约翰·科默著,郝大海等译,中国人民大学出版社,2003年。

《社会学方法的新规则——一种对解释社会学的建设性批判》,[英]安东尼·吉登斯著,田佑中等译,社会科学文献出版社,2003年。

《研究方法教程》,[英]马克·桑德斯等著,杨晓燕等译,中国商务出版社,2004年。

《公共管理中的应用统计学》(第5版),[美]肯尼思·J.迈耶等著,李静萍等译,中国人民大学出版社,2004年。

《案例研究设计与方法》(第3版),[美]罗伯特·K.殷著,周海涛译,重庆大学出版社,2004年。

《社会研究方法读本》(第2版),[美]D.K.维索茨基著,北京大学出版社,2004年。

《社会工作研究方法》,[美]Yegidis B. L.、Weinbach R. W.著,黄晨熹等译,华东理工大学出版社,2004年。

《大众传播研究方法》,[英]安德斯·汉森等著,崔保国等译,重庆大学出版社,2004 年。

《卫生统计学》,方积乾著,人民卫生出版社,2012 年。

第三节　专业名刊

一、Ⅰ类期刊

Ⅰ类期刊主要包括四种：一是科学引文索引（Science Citation Index，SCI）收录期刊，二是社会科学引文索引（Social Science Citation Index，SSCI）收录期刊，三是艺术与人文类期刊索引（Arts & Humanities Citation Index，AHCI）收录期刊，四是工程索引（Engineering Index，EI）收录期刊。

此类本专业相关代表期刊如 *BMC Health Service Research*、*Health service Research*、*Health Affairs*、*Journal of Occupational Health Psychology*、*Cancer Epidemiology Biomarkers & Prevention*、*Health & Place*、*Environmental Research*、*Chinese Journal of Integrative Medicine*（《中国结合医学杂志》）、*Chinese Medical Journal*（《中华医学杂志》）、*Journal of Sport and Health Science*（《运动与健康科学》）、*World Journal of Acupuncture——Moxibustion*（《世界针灸杂志》）、*Chinese Journal of Natural Medicines*（《中国天然药物》）、*Journal of Central South University*（《中南大学学报》）、*Journal of Zhejiang University-Science B*（《浙江大学学报 B 辑》）。

二、Ⅱ类期刊

Ⅱ类期刊主要包括两大类：一是由南京大学研制的中国社会科学引文索引（CSSCI）来源期刊，二是由中国科学院文献情报中心创建的中国科学引文数据库核心库（Chinese Science Citation Database，CSCD）期刊。

此类本专业相关代表性期刊有:《管理世界》《中国软科学》《公共管理学报》《国外社会科学》《中国社会科学》《中华流行病学杂志》《中华预防医学杂志》《卫生研究》《中国食品卫生杂志》《中国公共卫生》《中国慢性病预防与控制》《中华疾病控制杂志》《中华护理杂志》《中华医院管理杂志》《中国卫生政策研究》《中华健康管理学杂志》《中国卫生统计》《中国医科大学学报》《解放军医学杂志》《北京大学学报(医学版)》《调研世界》《现代经济探讨》《世界经济研究》《社会科学研究》《中山大学学报(社会科学版)》《中南大学学报(医学版)》《中华医学杂志》《中国中医药信息杂志》《南京中医药大学学报》《中华中医药杂志》《学术交流》《管理学刊》《西部论坛》。

三、Ⅲ类期刊

Ⅲ类期刊主要是指北京大学图书馆《中文核心期刊要目总览》最新版所列举的核心期刊。一般而言,被 CSSCI 收录的期刊大多属于此类期刊,此外还有未被 CSSCI 收录的其他由《中文核心期刊要目总览》收录的期刊。

本专业相关Ⅲ类期刊如《管理科学》《卫生经济研究》《医学与社会》《中国学校卫生》《中国职业医学》《环境与健康杂志》《中国健康教育》《现代预防医学》《中国老年学杂志》《护理研究》《中国卫生经济》《中国卫生事业管理》《中国医院管理》《中国卫生资源》《医学研究生学报》《解放军医药杂志》。

四、Ⅳ类期刊

Ⅳ类期刊包括国外发行的其他期刊和国内公开发行的期刊(不包括科普类杂志和增刊)。

此类本专业相关代表性期刊有《(清华)公共管理评论》《医学信息学杂志》《卫生软科学》《华南预防医学》《护理管理杂志》《中国社会医学杂志》《中国健康心理学杂志》《中国妇幼健康研究》《中华全科医学》《中国卫生信息管理杂志》《中国医疗管理科学》《中医药信息》《健康教育与健康促进》《中医健康养生》《健康中国观察》《健康研究》《中国妇幼健康研究》《职业与健康》《人口与健康》。

第四节 专业相关网站介绍

推荐相关网站：中华人民共和国中央人民政府网、中国疾病预防控制中心、中华医学会健康管理学分会、中华预防医学会健康风险评估与控制专业委员会、经管之家、世纪中国、中国研究服务、天则经济研究所、观点与资源、光明网、人民网、公共行政等网站,杭州师范大学、长春中医药大学、西华大学、广西师范大学等健康管理学院网站,哈尔滨医科大学、佳木斯大学、内蒙古医科大学、浙江中医药大学、安徽医科大学、广东医科大学、西南医科大学、成都中医药大学、广西中医药大学、广西医科大学、湖南医药学院等公共卫生学院网站、

相关影视:《基础解剖学》(纪录片)、《子宫日记》(纪录片)、《伍连德博士传》(纪录片)、《人世间》(纪录片)、《白色巨塔》(日剧)、《豪斯医生》(美剧)、《实习医生格蕾》(美剧)等。

📖 思考题

1. 被誉为"科学管理之父"的人是谁？他的理论贡献主要体现在哪里？

2. 决策理论学派的主要观点有哪些？代表人物有谁？

3. 我国检疫、防疫事业的先驱是谁？

>>>>>> 参考文献

[1] 郭清. 健康管理学概论[M]. 北京：人民卫生出版社,2011.

[2] 沙莎,叶培结,万弋琳. 健康服务与管理导论[ ]. 安徽大学出版社,2019年7月.

[3] 周光清,付晶,崔华欠,等. 国内外高校健康管理学科建设给我国的启示[J]. 中国卫生事业管理,2016,33(10):771-773.

[4] 姚军,刘世征. 健康管理职业导论[ ]. 人民卫生出版社,2019年9月.

[5] 黄韵橙,晁俊,杨曦,等. 两类院校健康服务和管理专业本科人才培养比较及提升策略[J]. 中华医学教育杂志,2021,41(2):113-116.

[6] 教育部关于公布2015年度普通高等学校本科专业备案和审批结果的通知[EB/OL]. http://www.moe.edu.cn/srcsite/A08/moe_1034/s4930/201603/t20160304_231794.html.

[7] 符美玲,冯泽永,陈少春. 发达国家健康管理经验对我们的启示[J]. 中国卫生事业管理,2011,28(3):233-236.

[8] 于建琳. 美国高校健康管理专业的发展现状探析与思考[J]. 环渤海经济瞭望,2016(5):56-59.

[9] 司建平. 健康服务与管理专业发展现状及对策研究[J]. 中国中医药现代远程教育,2019,17(7):130-134.

[10] 马晶,杨晓萍,张洋弋,等. 健康中国背景下某医学高校应用型健康服务与管理本科专业人才培养模式探索[J]. 中华健康管理学杂志,2020(2):184-187.

[11] 刘彩,袁红霞,刘盛鑫,等.中医药类院校健康服务与管理专业人才培养模式探索[J].卫生职业教育,2020,38(13):1-2.

[12] 吴海云,潘平.对我国健康管理学科建设的思考[J].中华健康管理学杂志,2008,2.

[13] 向桢,向月应,董薇,等.国内健康管理专业人才培养模式的创新探讨[J].中国健康教育,2017,33(7):659-661.

[14] 钱国强,吴卫榆,李卫东,等.健康服务与管理专业创新人才培养模式的研究[J].教育教学论坛,2020(49):127-129.

[15] 司建平,王先菊.中医药高等院校健康服务与管理专业建设比较研究[J].中国中医药现代远程教育,2020,18(18):164-167.

[16] 武留信,曾强.中华健康管理学[M].北京:人民卫生出版社,2016.

[17] 王碧艳,林艳芝.医学院校新办健康服务与管理专业的思考[J].广西中医药大学学报,2020,23(03):117-120.

[18] 吴沚桦,刘肖肖,任建萍.基于职业岗位能力需求的健康服务与管理专业人才培养[J].健康研究,2020,40(4):381-383,387.

[19] 马晶,杨晓萍,王迎洪,等.疫情之下健康服务与管理专业实践教学体系的探索[J].中国高等医学教育,2020(7):23-24.

[20] 柯龙山.我国高校健康服务与管理专业建设研究综述与展望[J].海峡科学,2020(3):85-87,91.

[21] 施毓凤,万广圣,郑国华,等.健康服务与管理专业本科人才培养模式的实践与探索——以上海健康医学院为例[J].教育教学论坛,2020(8):262-263.

[22] 王烁,冯毅翀,汶希,等.多元化教育理念下健康服务与管理专业实践教学体系构建的思考[J].教育教学论坛,2019(32):216-218.

[23] 刘永贵,冯毅翀."互联网＋"背景下健康服务与管理专业人才培养的创新实践[J].卫生职业教育,2019,37(6):7-9.

[24] 沙莎,刘佼.健康服务与管理专业学生的实践能力培养措施研究[J].当代教育实践与教学研究,2019(2):168-169.

[25] 郑国华,钱芝网,施毓凤,等.构建基于能力本位的健康服务与管理专业本科人才培养体系[J].卫生职业教育,2019,37(1):12-15.

[26] 施毓凤,杜小磊,万广圣.海峡两岸健康服务与管理专业人才培养模式比较分析[J].教育教学论坛,2018(35):92-94.

[27] 万广圣,郑国华,施毓凤,等.健康服务与管理专业实践教学方法选择探讨[J].教育教学论坛,2018(28):202-203.

[28] 孙玲玲.浅谈医学院健康服务与管理专业高等数学课程改革[J].中小企业管理与科技(下旬刊),2018(4):98-99.

[29] 黄小玲,曾渝,钟丽.健康中国背景下健康服务与管理人才培养模式创新[J].医学教育研究与实践,2017,25(6):821-823,827.

[30] 郭姣.健康管理学[M].北京:人民卫生出版社,2020.

[31] 沙莎,叶培结,万弋琳.健康服务与管理导论[M].合肥:安徽大学出版社,2019.

[32] 姚军,刘世征.健康管理职业导论[M].北京:人民卫生出版社,2019.

[33] 李灿荣.中医健康管理[M].北京:中国中医药出版社,2019.

[34] 陈传明.管理学[M].北京:高等教育出版社,2019.

[35] 孔繁斌.公共性的再生产:多中心治理的合作机制建构[M].南京:江苏人民出版社,2008.

[36] 王培玉.健康管理学[M].北京:北京大学医学出版社,2012.

[37] 郭清.健康管理学[M].北京:人民卫生出版社,2015.

[38] 王琦.中医治未病解读[M].北京:中国中医药出版社,2007.

[39] 郭海英.中医养生学[M].北京:中国中医药出版社,2009.

[40] 邱延峻.学位授权制度下的研究生专业目录与学科目录演进及分野——以交通运输工程学科为例[J].西南交通大学学报(社会科学版),2020(6):65-74.

[41] 中华医学会健康管理学分会,《中华健康管理学杂志》编委会.健康管理概念与学科体系的中国专家初步共识[J].中华健康管理学杂志,2009(3):141-147.

[42] 李小鹰.保健医学的概念与形成历史[J].中华保健医学杂志,2019(1):1-4.

[43] 梁邦翼,李玉川.《内经》养生、康复与治未病理论初探[J].新疆中医药,2001(1):4-5.

[44] 中共中央国务院印发《"健康中国 2030"规划纲要》[J].中华人民共和国国务院公报,2016(32):5-20.

[45] 规划发展与信息化司.健康中国行动(2019—2030 年)[EB/OL].[2020-09-24].http://www.nhc.gov.cn/guihuaxxs/s3585u/201907/e9275fb95d5b4295be8308415d4cd1b2.shtml.

[46] 朴宪,苏锋,王林,等.高校健康服务与管理专业人才培养模式创新研究[C].//多学科融合教育促进复合型人才核心素养发展学术论文集.天津:河北华图文化传播有限公司,2019.

[47] 吕玉环.简论大学课堂的实现形式——以课堂讨论法为例[J].学理论,2016(9):213-214,230.

[48] 郑金洲.教学方法应用指导[M].上海:华东师范大学出版社,2006.

[49] 唐洁.大学生学习策略与学习方法分析[J].吉林省教育学院学报(下旬),2015,31(3):26-27.

[50] 闫俊清.大学生学习方法研究[J].石家庄理工职业学院学术研究,2010(002):59-60,62.

[51] 张美萍,闫垒,韩文革.大学生学习方法变革探析[J].黑龙

江教育(高教研究与评估),2010(7):69-70.

[52] 李子建,邱德峰.学生自主学习:教学条件与策略[J].全球教育展望,2017,46(1):47-57.

[53] 李雪梅.大学生学习方法初探[J].中国科技信息,2009(2):181.

[54] 赵华文.谈大学教师备好一堂课的要求和核心[J].课程教育研究,2012(23):212-213.

[55] 万军,钟振亚,梁慧颖,等.大学课后教学分析及对策与移动平台自主学习的构建[J].当代教育实践与教学研究,2019(4):11-12.

[56] 庞维国.中学生自主学习的教学指导模式研究[J].心理科学,2003,26(2):285-288.

[57] 时伟.论大学实践教学体系[J].高等教育研究,2013,34(7):61-64.

[58] 南京中医药大学.关于印发《南京中医药大学课程考核管理办法(修订)》的通知(南中医大教字(2010)272号)[A].南京:南京中医药大学,2010.

[59] 南京中医药大学卫生经济管理学院.毕业实习及论文手册[A].南京:南京中医药大学,2020.

[60] 韩芳.健康中国战略下的社区健康管理服务研究[D].天津:天津财经大学,2019.

[61] 潘兴.我国商业健康保险风险管理研究——基于产品和健康管理的视角[D].北京:对外经济贸易大学,2014.

[62] 叶应辉,郭清.养老机构健康管理服务发展现状与对策研究[J].健康研究,2015(1):13-15.

[63] 程茜.医养结合背景下养老机构服务人才队伍建设研究——基于洛阳市的调研[D].郑州:河南大学,2018.

[64] 倪小伟.中医健康管理的现状与发展研究[J].中医药管理杂志,2019,27(7):5-6.

[65] 吴惠雯,王琳,杨正宁,等.大健康背景下的中医健康管理

需求剖析与人才培养[J].中医药通报,2020,19(1):38-40,46.

[66] 高翔,薛秋霁,崔霞.社区卫生服务机构发展健康管理师职业的探索与思考[J].中国卫生事业管理,2013,30(8):568-569.

[67] 刘鹏.健康管理师的人才模式初探[D].武汉:武汉体育学院,2008.

[68] 王陇德.健康管理师基础知识[M].2版.北京:人民卫生出版社,2019.